每個人都是精神官能症

一位精神科醫師的成長筆記

陳嘉新——著

好評推薦

本書是作者在暫別醫者身分多年之後，對於精神醫學志業的凝望。原來，浸淫歷史與社會學專業且卓然有成的他，始終惦念著人生的困頓憂傷，時時地打磨療癒的技藝。而我，作為與嘉新知交近三十年的老朋友，重溫這些泰半共同經歷或耳聞的人事物，除了時空不再的緬懷，還有一抹感動的微笑——對於人生曾經夢想與現實的理解與釋然。

——王聲昌（國家衛生研究院神經及精神醫學研究中心副研究員級主治醫師）

村上春樹曾說小說家和從事精神醫學者共有的「可能是故事這個概念」；精神醫學與文學確如「隔壁親家」——因為無不在面對靈魂的深井、私密的創痛。《每個人都是精神官能症》是一名精神科醫師習醫之路的啟蒙成長，字裡行間閃耀著「理想青年」的熠熠身影。作者擁有一支絕佳好筆，臥虎藏龍許久，終於執筆面向公眾。我特別喜歡他帶著一丁點學者腔的文字風格，這樣的風格讓他的情感鋪陳有知識的趣味，不致太過抒情，卻又嘎然於抒情。

——李金蓮（作家）

身為後輩與同行，我比較常讀到陳嘉新教授寫的學術文章；而當出版社捎來新書文稿時我嚇了一跳，哇，竟然是散文。而且一看就被拉進那個我彷彿熟悉（即使我們在不同年代不同醫院完成訓練，但精神科醫師養成之路的經驗卻又如此相似），卻又不曾參與（那些久仰大名的前輩、王國醫院煙霧瀰漫的地下室）的場景裡。感謝陳嘉新教授在這本書裡為我們展示了珍貴的兩種心靈：生物醫學的，與社會心理的；用醫師之腦，社會科學學者之眼，與創作者之筆，寫下這些紀錄與反思。

——阿布（精神科專科醫師／作家）

精神醫學始終承載著許多的渾沌、不確定性與矛盾。曾經披著白袍擔任醫師的嘉新，是精神醫學的實作者；爾後遁入ＳＴＳ學術的他，是解析精神醫學背後社會脈絡的學者；如今文青附身、提筆成書的他，是對現象賦予哲思的思考者。多重認同重新整合一體，本書讓我們重見嘉新的文學魂，帶領讀者神入一段充滿人性關懷的意識世界。

——陳俊霖（亞東紀念醫院心理健康中心主任）

精神科醫師是當代社會極為獨特的存在，除了要在診間或病房面對或幽暗或狂躁的心靈，還要在法庭上說明殘酷冷血兇手是惡還是病。陳嘉新老師重返精神科實習醫師的青春歲月，用時而幽默時而沉思的筆觸，擺盪在各種超越日常現實的經驗中，讓我們恍如也踏上一段旅程，來到一個對人性還有智性都充滿無限好奇，開放而純粹的國度。

——張子午（《報導者》主編）

由於跟嘉新同時代接受住院醫師訓練（一九九七—二〇〇一），算是「同梯」，從菜鳥時代開始就彼此認識，比較當時三總和台大的訓練方式，雖然各有特色，卻有許多共同點。嘉新的書讓我回到住院醫師時代，很多內容讀了會心一笑，也有些沉吟良久。總之，這是值得一讀的好書，不同於一般的衛教或科普書寫，而是專業生命歷程的誠摯、真實的自我剖析。

——曾念生（三軍總醫院精神醫學部主任）

嘉新是我擔任年輕主治醫師時進到台大精神科的，第一次帶他看病人時，就察覺到他的與眾不同：才思敏銳、腹有詩書。此特質推動他結束訓練後去讀精神醫學史（碩士），及赴美取得社會暨行為科學博士。本書記錄了當年台大精神科住院醫師成長歲月的典型畫面，生動深刻，發人深省。從病歷、暴力、電療、解離、僵直到司法精神鑑定等，反映出精神疾病患者的艱難困頓及診療醫師的用心思索，期待這本好書能帶來醫病雙方的療癒與成長。

——黃宗正（台大醫院精神醫學部主任）

嘉新探索人類精神心理奧祕的熱情始終不減，從榮獲全國學生文學獎及台大文學獎的文藝青年，到精神醫學及社會學的跨領域專家，嘉新才華橫溢，品格如文，溫暖細膩，情深義重，字裡行間除了一窺優秀精神科醫師的養成與再生外，更展現與受苦者善意連結的價值。忝為當年地下室一同蟄伏的學長，拜讀之後深感榮耀，自己的精神官能症也彷彿獲得療癒。

——廖士程（國立台灣大學醫學院醫學系精神科教授）

過去很多人是被王溢嘉的《實習醫師手記》感動而從醫，他寫書時已經離開臨床，投入影響更廣的健康文教產業。陳嘉新的這本《每個人都是精神官能症》，也是在他不再擔任精神科醫師，轉任科技與社會學教授兼所長時完成，具有其距離美感與高度。這本書將成為這個年代的實習醫師手記，值得每位對醫業具有憧憬的學子人手一本。

——鄭致道（台灣心理腫瘤醫學學會理事長／和信治癌中心醫院身心科主任）

（依姓名筆畫排序）

推薦序

精神科醫師是怎麼練成的？

吳佳璇（精神科醫師、作家）

執業將近三十年，我發現人們不僅對精神科病人，也對其治療團隊中的醫師、心理師等成員充滿好奇。我很榮幸被作者點名，以一個早兩年入行的同門師姐，為這本上世紀末的台灣精神科醫師成長筆記補充幾句話。

首先，嘉新想寫這本書的念頭，比他在精神科執業的時間還長。當年他完成四年住院醫師訓練，到書中的「海邊卡夫卡醫院」半工半讀，一面執業，一面念研究所。每次遇到他，總不忘碎念幾句這本書的前身R2。雖然，書中化名

「王國醫院」的台大精神科，向有舞文弄墨的傳統，多位受訓的年輕醫師，甚至成為半世紀多前志文的「新潮文庫」草創時期的台柱。然而，我始終懷疑，嘉新會不會只在電腦建立一個檔案夾？因為受訓那些年，我從書中的士官長、老大，還有另一位活躍於地下室與文壇的年輕主治醫師口中，聽到數以千計的寫作構想，最後付梓卻屈指可數，一如現下網路的「百人響應，一人到場」。

後來，嘉新繞過大半個地球，成為社會學博士，回台又過了一段半醫半學的日子，終於棄臨床醫療而去。想不到通過學術象牙塔的「刀梯」教授升等，竟回頭完成這本書——原來，他對精神醫學這個舊愛，始終念念不忘！

正因他不忘師門教誨，謹守保護隱私原則，讀者將無緣在書中看到類似《心靈捕手》，還是《雖然是精神病但沒關係》等戲劇性情節，作者選擇夾敘夾議的筆法，回想自己如何在精神科醫師養成過程中，通過各式各樣的「崁」——無論是相對冷硬的學做診斷、寫病歷、接受法院委託進行（精神）鑑定，全民健保如何改變精神科等議題，還是對醫者衝擊力強大的病人自殺、暴力攻擊，以及不怎麼順利的專科醫師考試……

身為師姐，當然也得過這些「崁」，尤其面對自己照顧的病人自殺，是精神科醫師一輩子的修練。無論你如何洞燭機先，行事如何縝密，執業時間越久，排在自己身後靈魂的隊伍只有更長。作者在書中提到，精神科醫師接觸許多特殊與脆弱的生命，並承受可能失去他們的衝擊與哀傷，會化成一種特殊理解生命的方式，以及獨特的生命觀，有點類似村上春樹所說，「死不是生的對立面，而是生的一部份存在」。

我不擅長抽象論述，改跟大家說個故事。一位中年女士曾因躁鬱症（現在的診斷是情感性精神病）住院，成為我的病人，在門診與住院間，有驚無險地過了好幾年，直到我轉職癌症醫院，將她介紹給其他醫師繼續照顧。數年後，我輾轉得知，病人在某次鬱期自己結束生命，雖已不是她的主治醫師，不僅內心受到的衝擊不減，且無法像書中所述，跟治療團隊中的其他成員，一起回顧、檢討整個照顧歷程，紓解鬱積的情緒，像是挨了一記悶棍。

又過了三、四年，我收到一封電子郵件，寄件人是死去病人的先生。他先向我致歉，經過這麼久才收拾好心情提筆，為死去的病人，也為自己表達感謝。

因為妻子生前不只一次提起，在他們因躁鬱症而驚滔駭浪不斷的婚姻生活中，我照顧那幾年，是相對穩定的日子，「〇〇老說，是你讓她多陪了我和兩個孩子好幾年」……

我比嘉新幸運，得到這樣的回饋。病人的死去，雖然是我部份努力的死去，卻被活著的人記得。能支持我扛住這些死亡，消化病人離去後的種種情緒，並承受無法參透的不解而繼續服務病人，或許和遺族們的回應有關吧？隨著年歲增長，歷經了至親好友，尤其是書中士官長的逝去，他們也都成為我身後的靈魂，也是我活下去的一部份。

為了接住這些或搖搖欲墜，或四處衝撞的靈魂，精神科醫師有時會限制病人的自由，讓他們進入封閉式的病房一段時間，密集地接受治療。然而，並不是每個被精神科醫師認為需要住院的病人都會「埋單」，自願拿起開好的住院許可證去辦手續。不同意住院的理由很多，有些和管制有關，當你走進那扇病房大門，將無法隨意進出、二十四小時上網，更不能抽菸喝酒……

師父和教科書告訴一代又一代的年輕醫師，這是種治療性環境，讓有結構、規律的活動與作息，加上藥物與談話治療，幫助失序的病人重回社區。換言之，那扇門除了控制，還有其他應該是相對正面的象徵意義，但醫師就是很難在建議住院當下，說服病人及家屬。

就在我和嘉新入行前幾年，精神科高層決定打造另一間不關門的身心醫學病房，接受自殺與暴力風險較低，多數診斷是精神官能症的病人。年輕醫師除了學習用藥，從生物醫學的角度認識這些為各種症狀所苦的病人，也透過心理學原理，進行認知導向為主的短期心理治療（有時延伸到病人出院後）。然而，對於入門第二年的住院醫師，一開始的困擾常是，這些（相對正常的）病人和自己只是程度的差異？還是本質的不同？

這裡我想賣個關子，建議讀者從書中好幾個章節，特別是〈每個人都是精神官能症〉，以及〈身體是症狀，也是抵抗〉兩章，讀到作者的體認，其中百分之九十五以上的內容也和我個人經驗雷同（誰叫我們系出同門）。所謂的精神科治療，與其說為病人開了什麼神藥或提出哪個解方，倒不如說是某種陪伴。附帶一提的是，王國醫院曾經打開的那扇門，後來又關了起來——看來，要進入治療性環境，還是得暫時接受更多控制。

最後，我想談談九二一。嘉新和我都在第一時間自願前進震央，也同樣在災難初期，一度懷疑從精神科學來的功夫，根本難以施展；更發現以醫院為基礎的精神醫療，無法面對這種廣泛性的社會衝擊。災後不久，政府決定以行政區劃分，讓一家醫學中心支援一個鄉鎮。我當時任職的醫院負責支援草屯鎮，也是中部精神醫療網核心醫院草屯療養院所在地，擁有最多的在地資源，而我形單影隻，決定去靠行，跟著該院的醫護人員，一起進到病人家裡，或是臨時避難的帳篷，除了討論如何延續原本的醫療服務，同時發掘因身心受到嚴重衝擊而出現的「新」病人。平心而論，當年剛在王國醫院精神科完成的四年住院醫師訓練，並不足讓我從容地面對這樣的情境。不過，從全台各地前進支援，還有在地的精神科治療團隊各個成員，充分發揮了「摸石過河」的精神，不只做中學，還部分改造了台灣精神醫學日後的服務與訓練模式，努力追上民眾的需求。

無論是初次被「精神科醫師是怎麼練成」吸引、還是已對這個主題感興趣的讀者，閱讀完嘉新相對冷調的敘事之後，心靈想必滋長出更多空間，不妨將譚亞·魯爾曼的《兩種心靈》，亞當·史登的《精神科醫師養成筆記》，還有東畑開人的《只要存在著就好》當成延伸讀物，您將會對精神醫療體系這個空間如何形塑病人與治療者，有更多體會。

目次

前言

精神科醫師的地下室手記

「這一類的記憶我有一百件、一千件；只不過有時候某一件突然特別明顯，跳出來，使我感到窒悶。不知道為什麼原因，我覺得如果把它寫下來就會把它驅散掉，那麼，我為什麼不能試一試？」

——杜斯妥也夫斯基，《地下室手記》，孟祥森譯

這本書是一個精神科醫師對於住院醫師訓練時期的回憶，這些回憶起源於當年精神科大樓地下室的住院醫師辦公室。當年把住院醫師辦公室放在地下室

可能純粹是空間的考量，但也可能不只如此——精神科大樓一樓是門診區；二樓是主任與教授辦公室跟個案討論室，也連結隔壁的兒童心理衛生中心；三樓也是教授辦公室；四樓是開放式病房；五樓是封閉式病房；六樓則是日間病房。既然病房與門診的設置有一定標準，要能夠開窗通風，達到健康衛生的基本要求，不宜放在地下室，而主任、教授的職位需求與專業地位也不合適讓他們在地下室辦公，所以住院醫師或者較為資淺的主治醫師就理所當然地「下放」到地下室了。除了他們的辦公室，地下室還有討論室、有單面鏡的會談室，以及幾間實驗室。終年都需要開燈才有光亮。

地下室是實際存在的地點，但它也是精神結構的隱喻，又是本書文體的特性描述。我在此挪用杜斯妥也夫斯基的《地下室手記》的標題，是借用這個地下室的形象表現這段回憶的特徵。至於地下室的我是否如杜斯妥也夫斯基筆下那個自厭而孤立的敘事主角，那是你的詮釋，不是我的問題。

這樣的回憶固然具有明顯且獨特的個人意義，但我相信也可能具備某種精神醫學訓練或者更普遍經驗的共相。我之所以書寫這些經歷，除了私人理由如懷舊、回顧，與統整自我的喃喃自語之外，的確有一股朝向公眾說話的欲望。這種欲望對象也不限於與我同類的精神醫學從業人員，而是四面八方、所學各異、所事不同的潛在讀者。

在這個意義上，我想要說的主題並不是精神醫學這個專業，而是更一般性的成長體驗。不管你做什麼工作，學什麼專長，在離開校園、進入社會之後所必須經歷且付出代價的那些努力、時間，以及遇上的事情和人，都會成為自我養成的歷練。不管過程是否自願、是否滿意，這段事物確確實實堆疊且構成了當下的我，而這個當下「我」的構成歷程，便是我所謂的成長。

在德文裡面有個字叫做Bildung，它的意思約略可以翻譯成中文裡面的成長、教養、教育、自我培育，但這些詞語都又不夠忠實呈現原意。如果硬要給個定義的話，我或許會說這是成為一個具有足夠知識廣度、道德成熟度與情感豐富度的人所經驗的培養過程，而這個結果就是當下的「我」。因為是過程，因而必然帶有轉變，但這種轉變不僅是個體自我內在的歷程，也處處連接到個人所在的小環境與大環境。

當下的「我」並不是個形貌確定的成品，因為隨著時間流轉、際遇變遷，「我」的面貌還會繼續改變。人正是因為這種改變的能力，因此才有了治療的可能。如果一旦長成了到某個階段就不能更動，那麼所有的生、心理治療便都沒有意義。改變是所有契機的基本條件，這本書正是描述我個人（希望也是很多讀者）某個重要階段的改變歷程。

現在的我，是大學象牙塔裡面的老師；二十多年前，我還是會親手綁病人的臨床醫師。而更早之前，我則是個學著寫詩、懵懵懂懂的大學生。有些人的人生是積累著過，我的人生卻似乎被切成了好幾段差異不小的片段。這樣回頭想，寫詩和散文的時期彷彿是上輩子的事情。大學時代我唯一持續參加的社團是詩文學社，這個社團更早之前是台大詩社。我離校多年之後，據說又改回了詩社的名稱。不管叫什麼名字，創作社團對於二十歲上下的學生來說，無非是一群充滿想像與挫敗的年輕人相濡以沫且舞文弄墨的場所，大家在此相聚也在此分別。社團的活動主要在羅斯福路的台大總區，不少次是在溫州街上的雪可屋，一杯泡沫紅茶（那古早的年代……）就可以廝混的地方。我的社團參與在生活重心逐漸轉移到徐州路的醫學院校園之後，逐漸減少。儘管如此，與我同屆的醫學系同學還是有一小撮人是會寫也願意寫的，我們因此在俗稱「楓城」的醫學院勉強維持了一點邊緣的、游離的散漫生活，在忙碌的醫學系生活當中保有小小的空間，且開玩笑地把自己稱作是不能見光但打死不退的「蟑螂俱樂部」。相較於醫學系其他同學的兢兢業業，我們散亂的腳步多少顯得有點突兀。

我在醫學院接受教育是上個世紀九〇年代的事情，而那是個非常特別的年代，整體來說充滿了新鮮大膽的鮮黃色彩。八〇年代的經濟起飛帶來了亞洲四小龍的繁榮願景與「台灣錢淹腳目」的歡樂泡沫，一九九〇年，台灣股市碰上第一次大崩盤，股市由年初的一萬兩千多點跌到十月的兩千多，但掙扎後還是重新爬上去。八〇年代台灣的政治改革仍繼續，民主化已經沒有回頭路，台灣只能擺脫舊日的威權統治，向民主政治前行。

我申請住院醫師的時候，精神科還不是熱門科別，而精神病還是普遍的禁忌話題。我當年的選擇並不是開風氣之先，而是個相當小眾的決定，毋寧合乎我作為醫學系邊緣人的自然選擇。精神科的教學訓練有其制式的一面，有明確的上課規劃與督導制度，教導我們學習基本知能。我也參加了教授主持的讀書會，且因為碰上了九二一地震，因此也初次體驗了何謂災難中的精神醫療。

但是跟個人養成教育關聯更大的，則是訓練中那些潛移默化的部分，像是指導醫師或者學長姐手把手教我的臨床技巧與應對原則，或者是他們放手讓我做，在試誤中學習的自由派教育態度，都給我深遠的影響。除了這些教育內容外，受訓者如我的養成，其實有更多是難以言喻的部分，而這些絕大多數都發生在住院醫師辦公室，例如在那個堆滿當期或過期《壹週刊》的公用桌旁邊交換的臨床八卦：下班後聽老師講述他們經驗過的困難個案、同儕之間煮火鍋時分擔照顧個案的苦水、在病房跟其他同仁打屁扯淡的一些瑣碎智慧……這些也許不登大雅之堂，但也同樣成為我們陶鑄專業技能與態度的成分。

在書寫這一段成長歷史的時候，我希望能夠盡量忠於自己的記憶。但是我也清楚知道，所有的相遇都是久別重逢，所有的回憶都是再創回憶。記憶的存取常常容易受到年紀增長而扭曲受損，更不用說記憶往往受著情緒、感受等等難以定性與定量的因素影響。因此只能說本書所記述的事情皆是我記憶中感知為真的事物，但我的感知為真是否對應到他人的感知為真，那就不是我可以確知的事情了。再者，儘管我現在已經不從事醫業，這些記述的內容也都發生在二十多年以前，但是我希望依舊保留醫者與患者之間的守密原則。鑑於我不可能重新取得他們的同意，所以我不揭露任何可辨識患者身分的細節，或者刻意將多名類似患者的描述綜合在一個角色身上，以保守他們的真實身分。有幾個與我生命曾經緊密交錯的患者故事（與我同年代的住院醫師或許還記得），在我審慎考慮之後還是決定不寫。我當年當了他們的樹洞，聽了他們花樣年華的傾訴，就只能繼續保守祕密，直到且超越2046。

我希望讀者不用將書中患者的描述投射在您認識的人身上，因為那種努力不僅徒然，也完全不是本書目的。本書的重心畢竟還是一位年輕精神科醫師的自我養成，不是臨床案例報告與分析。

這本書的成形，首要歸功於編輯瓊如的催促。沒有她一開始的提議與日後不時的提醒，以我疏懶的個性，不會有這本書的出版。書寫的過程中我也受到很多人的影響，例如當年同事、如今已經著作等身的吳佳璇醫師。她長年的支持鼓勵與親身示範（例如她擔任浪人醫生的勇氣與承擔），讓我敢於跨出論文寫作的舒適圈，勇敢地向散文書寫的理想邁進。另外還要感謝當年同梯受訓的聲昌和致道，他們陪我度過那一段成長的青澀時光，相互支援，彼此砥礪。其他同時期先後受訓的好朋友，就不一一點名了，感謝你們在那段重要的時光中陪伴著我。當然，本書撰寫過程中，我的三個小孩不時環繞在我身邊吱吱喳喳；他們的陪伴與笑語，在我撰寫文章卻沒有靈感，「白頭搔更短」的時候，提供了無上滿足。

更需要感謝的一群人，是我服務過也共同生活過的病人們。我還記得第一年住院醫師結束前，我們即將要離開當時受訓的急性病房。那次開完個案討論會議，主任醫師問我們：即將升級為第二年住院醫師了，有沒有什麼話要說。我想了一下，說：「感謝老師與同事們的幫忙。這一年雖然辛苦，但也順利地過去了。我也想感謝過去這一年我們照顧過的病人，沒有他們，我們也無法學習成為更好的醫生。」時至今日，我還是認為醫者的成長不只建立在知識與技術的增長，也同樣建立在與患者之間的關係。精神醫學，甚至也包括所有的醫學分科，都是建立在對於人的理解之上。不同科別關切的重心或許是不同面向——心臟循環、呼吸、生殖、排泄等等，但最終這些理解都必須經過人與人（尤其是那些受苦的他人）之間的連結而產生意義。醫者存在的意義也在這種朝向他人的善意與連結中誕生，這道理極其簡單，不需要念過列維納斯（Emmanuel Levinas）的他者倫理學就可以理解。醫學院極少教導哲學，更少談「意義」這件事，但沒有經過與病人互動而讓知識產生意義與責任這個過程，醫療知識與技術就只是一套玄奧複雜的自我膨脹系統，無法產生療癒與再生的功能。而療癒與再生這兩個功能，對於患者與醫者都同樣地重要。

在這個意義上，我的成長回憶，毋寧是一本關於療癒與再生的見證書。時至今日，我依然相信醫者與患者並沒有本質上的不同；只要願意聆聽、體會與理解，醫者便能夠在患者身上看見自己的片斷倒影。在永不停歇的修補、調整、協商、反省的照護過程中，如果有幸，患者與醫者都能夠同受療癒：患者從困擾身心的疾患中浴火重生，醫者的自我也可以由狂妄、怯懦、冷漠、挫敗的狀態轉而圓滿。大智慧需要大勇氣，我也希望這本書能夠帶給讀者勇氣，一如當年那些患者給我的。

初到地下室

我還記得第一天看門診，碰上好幾個患者跟我抱怨目前吃的藥物不舒服、不習慣、想換藥云云，我都一臉嚴肅實則內心驚恐地勸服他們再吃一個月，一個月後不行再說。

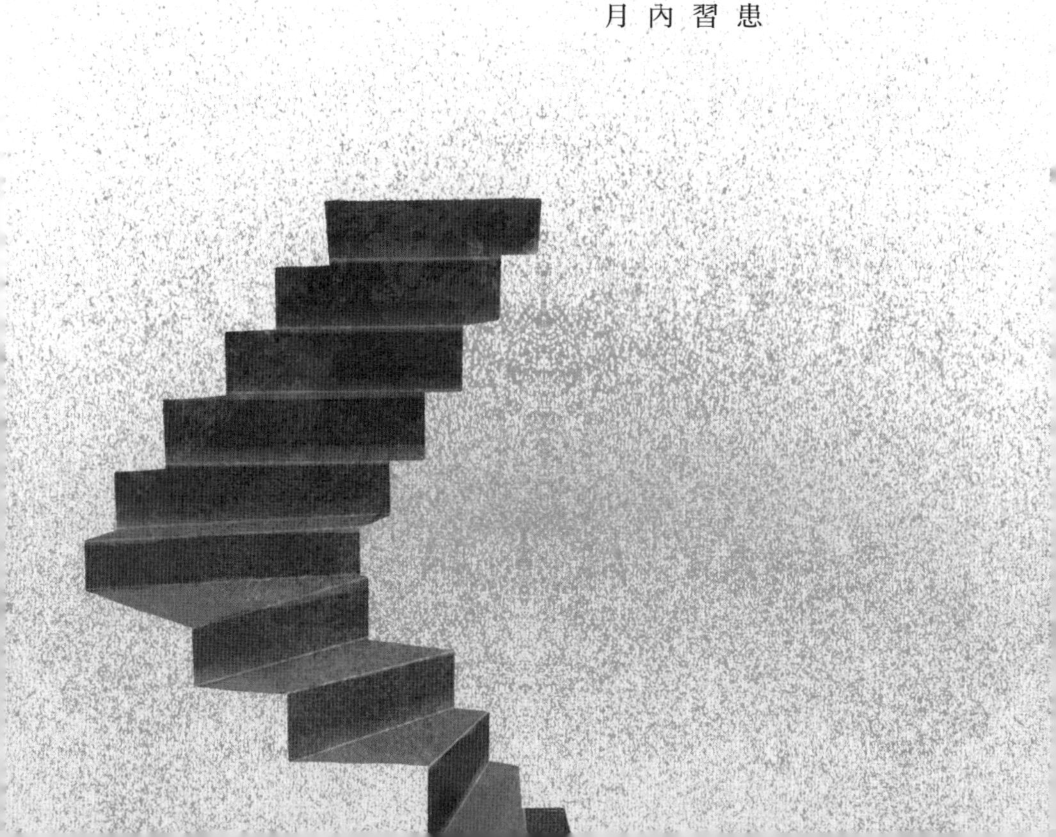

那年夏天結束了實習醫師訓練，不久之後就要成為第一年住院醫師。當中的假期短暫，只夠我買張機票跟JR Pass，去北海道待上一個禮拜。為什麼是夏天的北海道？我也不知道。也許人煙稀少的北國初夏比起摩肩擦踵的冰雪寒冬更吸引我一點。這麼多年來，我總是朝著人潮相反的方向走；就像那年我選擇了相對冷門的精神科，當成我職業生涯的起點。

精神科在王國醫院某棟獨立的大樓裡面，而住院醫師辦公室在大樓的地下室，又隔出內外兩間。住院醫師第一天，我認領了辦公室內間一張靠近角落的桌子。「好，就是這裡吧。」我看著空曠的桌面，自顧自地把手上兩本精神醫學教科書放在桌上，當成是佔領的標記。

王國醫院日後在網路上也有人戲稱為寶山醫院，意思是要裡面受訓的人有如人入寶山，不要空手而回。我選擇王國醫院倒也沒那麼多遠大志向，純粹是因為這是我畢業那家醫學院的附設醫院，人地事物都熟，我也不用搬家，可以繼續住在世紀末的台北，享用永康街永遠溫暖且飄著食物香氣的氛圍。

第一年住院醫師有三個，其中有一位要晚一個月報到，所以一開始只有兩個菜鳥。我們被分配到全日住院的急性病房，也就是以精神病發作的處理為核心任務的病房，住院時間通常不超過兩個月，但在某些特殊狀況下也可能超過這個時間。這是第一年住院醫師必去的一站。住院醫師訓練以三個月為一期，而第一年大概要在急性病房待上三期。兩期在本院，一期則到具有合作關係的外院，然後再加上一期的日間留院。不過後來人力調動有困難，我無法輪調到日間留院，而是一整年都待在急性病房，差別只在於是本院或者外院。因此我一整年都跟症狀嚴重、情緒激動的病人廝混。

當年第一年住院醫師一個月大概值班八次，值班那天八點上班，至少要到隔天五點才能下班，實際下班時間常常是晚上七、八點。值班那天晚上要睡在病房內的值班室，除了處理緊急事務之外，還要負責看急診。急診時間不定，每天晚上可以睡多久，純憑運氣。

每天晚上有兩線住院醫師值班，一個資深，一個資淺。這樣做是讓資深的醫師帶著資淺的醫師看急診，學習當中所需的知識與能力。當時第四年的總醫師不參與值班，而是負責在隔天晨會帶領住院醫師討論前一天的急診個案。因此，值班的基本上只有頭三年的住院醫師，所謂資深資淺，不過只是差一兩年的經驗。王國醫院精神科的慣例是：從第四個月起，除非急診個案不容易處理或者一下子來兩個以上，不然就是資淺醫師一個人去處理急診，資深醫師只在病房待命。這個系統催著你很快要上手，萬一你大半夜去看急診，結果看不懂或者處理不下來，資淺醫師就要面臨是否要叫醒資深值班醫師的決定。叫醒學長姐雖然不會被拒絕，但是卻可能讓你對自己處理臨床狀況的能力產生懷疑。王國醫院的每個醫師最不缺的就是自尊跟自傲，這種事情能免則免，所以多半情況下都會逼著自己扛下來。如果自尊自傲可以發電，王國醫院應該可以供應台灣電力不虞匱乏。

急催上手的系統還顯現在另一個第一年住院醫師的訓練環節：門診。第一年住院醫師就要立刻開始看複診，也就是已經被主治醫師看過，確立了診斷，通常是服藥穩定之後規律拿藥的那些患者的診次。叫剛入行的菜鳥醫師去看複診，是一種風險低（因為無誤診之虞）、成本低（因為大多都是重複先前用藥，可以省去主治醫師做更重要事情的時間）而且還是個絕佳的教育機會，可以讓這些菜鳥盡快熟悉精神科用藥以及臨床症狀的處理。我白袍口袋裡有一本醫院的藥物手冊，上面記載了目前醫院所有的各類藥物。我把裡面的精神科用藥背起來，但是有些藥物的名字實在很難記住。我只能期待病歷上多看幾次之後就會記得它們要怎麼用。真的不會開藥也沒關係，隔壁還有其他醫師，如果打開互通診間的門問人，也是可以的，如果可以克服自己的自尊與自傲的話。

我還記得第一天看門診，碰上好幾個患者跟我抱怨目前吃的藥物不舒服、不習慣、想換藥云云，我都一臉嚴肅實則內心驚恐地勸服他們再吃一個月，一個月後不行再說。雖說替換精神科藥物有些原則，實際上如何操作卻是因醫師習慣也因病人反應而異。我上班的第一天，說實在還沒有概念，沒膽亂換藥，只有膽勸服藥。一個早診看完四、五十人，中餐已經沒得吃了。病房來電，客氣地提醒我說有個新病人，你怎麼還沒來看啊？待會兒小夜班護理人員就要來上班，你不開醫囑，我們不好交班啊。

結果，那個互通診間的門，的確也只能充當它本來的功能，而不能成為溝通知識的管道：在看診中出現危險狀況的時候，醫師可以經由這門，逃到隔壁診間，避免被病人堵死在診間門口，出不去。

我沒有被病人堵死，但是第一天就被我的工作堵死。那天晚上，我就要值班了。完、全、沒、有、緩、衝。

我跟學長（第二年住院醫師）一起值班。氣宇軒昂的他體貼地安慰我說：「學弟你一定很緊張，不用擔心；我會帶你，我們一起看。反正急診這種事情很吃運氣的，也許我們一整晚都沒事。」

「學長，憑你這句話，我就安心了。」我說。

一開始的確沒事，我好整以暇地利用晚餐後的時間把我照顧的病人弄熟：整理病歷，跟他們打個招呼兼自我介紹，順便把一個情緒激動的病人送進保護室。看看時間已晚，我打起呵欠想去睡覺。我跟學長講，他說：學弟你先去睡吧，我還有事。我想到：這也是他的第二年住院醫師第一天啊！所有的第一天都應該很興奮吧！可以把自己署名前的R1（意味著第一年住院醫師）改成R2，感覺就像爬高了一階，這應該也是很過癮的一件事，就像我早上在病歷寫上R1然後簽名一樣。

我很快地睡著了。夢裡的風向北，我重溫了兩個禮拜前的行程：去了札幌的薄野大街，也去了愛奴人的聚落，然後一路火車坐到網走。以破冰船聞名的網走，夏天無冰可破，只有火車站前面的Nipopo人偶兀自站立。我於是去了網走監獄跟北方民族博物館，之後繼續往南到釧路，找了間青年旅舍。夏天的釧路沒啥觀光客，青年旅舍除了我，只有一個日本青年，我們用英語溝通。他告訴我他是名古屋來的，平常在大公司上班，難得有假期，想跑到一個沒有人的地方。「哈哈，真抱歉你還是碰到了我。」我說。他搔搔頭，臉紅了。不知道是因為我們一起喝的清酒還是什麼緣故。

「學弟，學弟，該起床了。」我在臉紅青年的面前被拉出了夢鄉。學長還是一副和氣的表情，溫柔地喚醒了我。我急忙披上了白袍。才穿一天，不知道什麼時候下襬已經沾髒了，不過沒有時間換衣服。「有急診。說是一個憂鬱想自殺的中年婦女，門診老病人。」

我跟著學長走去急診的路上惴惴不安地想著：這該不會是我早上沒換藥結果病發的患者吧？倘若真是，那就糟糕了。怎麼糟糕法？當時我沒法繼續想，現在想來，自尊這種東西老愛打自己一巴掌，它基本上是一種傾向於在想像中被傷害的東西。學長似乎一路上跟我說了很多，不過也許是剛睡醒，也許是被（想像中的）自尊傷害打得我臉疼，總之沒聽進去。橫豎今天第一天，我是不用上場談話的。學長能力強，學弟躲在後面就好。

結果急診篩檢台前果然有個愁眉苦臉的病人。急診人員只說了一聲：「你們家的。」便把病歷丟給我們，示意我們把病人帶到旁邊的會談室。

急診的會談室只是個狹小空間，放著一張可能是別處剩下所以隨便擺過來的辦公桌，旁邊擺兩三張椅子，直角相交。把門關上，裡面便有種暫時的祥和靜謐——其實不是真正安靜，只是急診實在太吵了，關上門就立刻讓分貝數下降許多，產生了對比強烈的寂靜感。

學長聲音像是溫暖的手掌，開口就可以輕撫憂懼的心。他詢問病患前來的原因，病患也不客氣，開始由她生病的歷程交代。我暗暗叫苦，心想不妙，眼前這位患者怕沒有個四、五十歲，她從十八歲開始講，這要說到什麼時候啊？這急診就要看成慢診了。我神遊太虛，眼睛張開著，卻非常想睡，我想到《三國演義》裡面的張飛似乎可以張開眼睡，還差點嚇壞了要砍他頭的下屬……那兩個下屬叫什麼名字來著？

不行不行，我得保持清醒。眼前學長還是溫柔地聆聽患者的聲音，間歇給點回饋跟安慰：「嗯哼……嗯哼。」患者的情緒顯然有被安撫，皺著的眉頭鬆了一點，但是怎麼還是繼續說個不停！這是我的第一天值班，然後半夜三點（四點？還是五點？我失去時間感了）我在急診室聽一個又憂鬱又焦慮的患者不停說話，我看著學長不停點頭、微笑，感覺自己正被強大的疲倦感急速抽離這個世界。我原本應該感到自己很糟糕的，因為細心聆聽與安慰不正是精神科醫師的本行嗎？然而想睡的欲望大過了羞愧的感覺。我現在只想快點結束，然後回去繼續睡覺。這是個精實忙碌的一天，我只希望有個充足飽滿的睡眠。

不知道過了多久，學長終於說服病人打支鎮定劑的針，在急診休息，準備隔天早上收到病房去住院。我終於可以回去睡覺了，我高興地想。走出了會談室，發現外面天已經微亮。如果現在回值班室，到晨會之前，我大概還有一個小時可以睡。可以，時間要把握；能拿來睡覺就不要保持清醒。

這是我的第一天上班。晨會時我忽然想到，前一天放在地下室辦公室桌上的書，根本沒有時間去拿來看。事實上，我根本沒有回到座位坐下來的時間。學長一臉神清氣爽地報告昨晚的急診，我很訝異為什麼他精神這麼好。多年之後，我碰到學長時還會提到這個第一夜的值班，他還記得那個病人的名字。是啊，怎麼忘得掉。

王國的病歷

病歷也好，記憶也好，都是時間的把戲。深夜甬道調病歷的腳步聲、開立處方時發現前輩的字跡，乃至於醫院地下深處的病歷室，都是時間的魔法，讓人進去了就出不來，看遍了卻還是不知道，以為治好了，卻還是會一一壞掉。

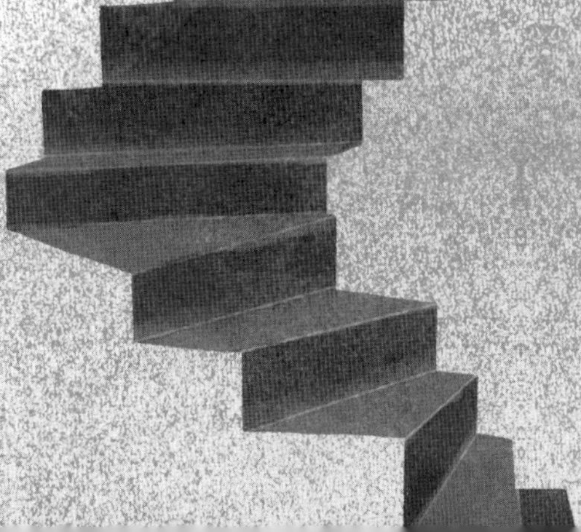

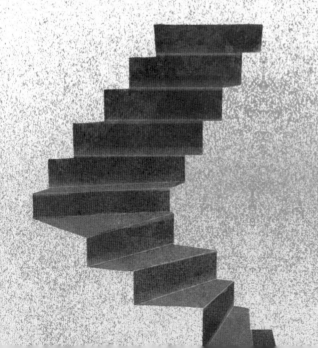

彼時還沒有電子病歷系統，所有的病歷都是手寫的。電腦只能輸入診斷、開立檢查跟開藥使用；要想知道患者的臨床表現、醫師的觀察紀錄、較為詳細的診斷考慮，都需要翻出紙本病歷來看。平常日子，會有行政人員協助，調出住院或門診病人的病歷；但是大夜班病歷室只有一個留守的行政人員，那個時段傳送病歷的工友也不多。急診病歷紀錄太過簡略，但精神科照會又有需要查閱病人的全部資料，所以科內不成文的規定是：看急診照會的精神科醫師要把病歷調出來，在看診前好好讀過。

精神科大樓是醫院建築之外的獨立建築，彼此以通道連結。而醫院本身又有新舊院區，中間有路隔開，急診室在建築宏偉的新院區，而精神科大樓跟門診大樓都在舊院區。實務上，精神科醫師去看急診照會是個費時的歷程：首先要從精神科大樓經過通道到達舊院區，然後再經過兩院區的地下通道，到達大路對面的新院區急診處。病歷室彼時在地下室，所以可以在過去急診室的路上順道去拿病歷。

醫院的舊院區建立於一八九八年，迄今已經超過一百年的歷史，醫院建築像個魚骨頭，被一條長且直的中央走廊南北貫穿，每隔一段距離，便叉出東西兩條走廊。平日白天大多數人是在地面上的魚骨頭走道來回、哭泣或歡笑。病歷室位於地下室，採光不很好，白天晚上都要開著燈光才能識物。我從來沒有機會進去參觀，不知道裡面空間有多大，但站在門口等候病歷遞出，總有強烈的敬畏感——畢竟有上百年、數百萬人的生命紀錄都在靜靜等候被喚起的地方，像隻沉靜神獸似的。半夜去病歷室跟值班人員討病歷，則更是一件非常奇特的體驗。

第一年住院醫師那年，拉斯．馮．提爾導演的影片《王國》(The Kingdom)在台上演。那是個以某個丹麥古老醫院為背景的荒謬奇幻劇，醫院的名字就叫做王國。劇中人物來回穿梭的巨大醫院，看起來跟醫院舊院區頗有神似。尤其是地下層那些不知道通往何處的通道，簡直就是無意識自由聯想的空間表象。日後我念到荷蘭哲學家摩爾以醫院民族誌為基礎的專書《身體多重：醫療實作的本體論》時，總把她筆下的醫院形象跟印象中這部電影的王國醫院交疊在一起。這部影片那次在台灣以一口氣放映連續好幾個小時的方式在電影院播出。

我拉了好友下午兩點進去看，結果出場的時候已經快晚上十一點了。後來萬一我半夜要去病歷室調病歷，總會讓我想起《王國》那些陰森幽暗卻又交叉縱橫的地下甬道，好像我走著走著就從這百年建築，進入電影的世界裡面，然後就被吞進去，出不來了。

後來我到外院受訓，也要自己一個人看半夜急診，自己一個人去病歷室調舊病歷。但外院的病歷室沒有留守人員，所以要自己一個人拿鑰匙開燈，大半夜地打開病歷室大門，在滿山滿谷用不同顏色標示號次的病歷中，找到我要的那一本。

找不找得到病歷，還滿看運氣的，整個過程像是某種密室逃脫般的人生隱喻：在黑暗裡進入一個閉鎖空間，尋找某些文字與符號，那些我們以為可以解決眼前問題的解答；然而，這個過程或許充滿了前人留下來對於黑暗、幽閉、地下空間的恐懼紀錄，但是對於解答毫無幫忙，或許這些幽微的驚怯還是無法引領我們找到解答。或者更慘，歷經艱辛、克服心魔，終於找出那本你以為可以方便事情處理的文字之後，發現那是本毫無助益的紀錄——不是藏寶圖，不是攻略手冊，只是本失準的描寫。

而且就算有點用途，這也是歷經許多解碼之後才能享用的結果。病歷既然是手寫的，閱讀病歷就是一連串的解讀嘗試：不只是字跡，還包括用詞跟診斷的解讀，還可能要讀其他科別的紀錄內容。病歷絕大多是英文寫成，內容中出現拼錯的字眼、彆扭的文法、說不通的語句，也是常有的事情，更不用說有時候會碰上病歷被水或咖啡浸濕以後又乾掉的暈跡。要透過這些錯置的語句、描寫模糊的文字、片段分裂的紀錄去初步理解一個人，然後再用我們跟他的診斷會談，把此時此刻此人此問題放到拼湊過後的個人病史中理解、釐清，然後解決，才能揮手告別，並希望不再相見——至少不要在急診相見。然後我們也寫照會紀錄，這些文字又會併入原有的病歷，然後回到病歷室靜靜地等待下一次被翻閱，成為別人解讀的文本。

從這個角度想，病歷之為物，其實是一個非常有意思的存在。如果把醫院想像成一個人的話，那病歷就是它的記憶。記憶儲存了許多人物姓名、事件經過、情節描寫，然後放置在（又是！）地下室一個偏遠的角落，只有少數工作人員可以存取。在深夜按病歷室的門鈴，遞出申請單與編號，然後等候一本厚薄不一，有著塑膠封面保護的紙本病歷，就像是召喚起某個遠古的記憶：那些私密的創傷、疼痛、憂慮，連帶後續的撫慰、紓解與治癒（如果幸運），都被編碼記錄於其上。那些具有縱深與高度的立體經驗，如今都化成平面文字躺在白紙上。體驗本身難以在他人複製，但文字卻可以代代傳閱。病歷凝固了時間裡的病痛，而每一次閱讀都是一次解凍，解凍後又由讀者以不同方式感受著，再次凝固成不同的樣貌。融了再凝、凝了又融之後，我們還能夠真正認識那個病人嗎？那個病痛嗎？

病歷紀錄紙有一定的格式與編排方式，不過記錄紙只是印有綠色橫紋的單純紙張。格式的一致似乎暗示著記載的一致性，但實質上並不然。如果細究病歷內容，常常可以看到相互衝突的記載或者治療建議。這使得判讀過去某時病人的狀態變得相當困難，就好像我們被要求回憶起過去某時的自我狀態，也很可能與其他來源的回憶圖像不同。研究已經說明了人的記憶並不可靠，容易受到召喚記憶當下的個體情緒、潛在欲望、周遭環境影響，而形塑並重構不同的真實，因此有這樣一個詞彙「回溯性造假」（retrospective falsification）。

芥川龍之介的〈竹藪中〉，不就是這樣？病歷既然匯集了諸多治療者對於病人的紀錄與觀察，不同專業之間的觀察角度、病況審視、整體評價都不一樣，顯然可見。有色眼鏡既是不可避免，藉由閱讀病歷去了解病人，就等於要透過幾副或幾十副有色眼鏡，最後必然是個支離破碎、色彩脫誤、外型曲折的影像。

然而這已經是現實中最好的選擇了。除了病歷文字，我們無從跟他人訴說我們看到的病痛之人或者病人之痛，因而錯置、誤解、想當然耳的自以為是，不可避免。更何況，病歷是種具有特定意圖而生產的文本，總有一定的慣常格式：主訴（症狀加上時間）、病史（過往病史、過敏史、現在病史、治療史等等）、處置（治療與療效反應等等）。脫逸於正規紀錄要求的資料便無法納入其中，這多少會影響我們對一個人的全面性了解。

有一次，我在某教授看診紀錄紙的邊邊，看到他寫上這個病人最近娶了媳婦、生了孫兒之類的瑣事。寫在邊上，表示這不是跟病情十分相關的事情；但是記錄下來，意味著他希望記得這些患者告訴他的事件。也許下次他看診的時候，會因為看到這邊上的小字而記得多問一句「跟媳婦相處如何？孫兒目前多大？」這種日常寒暄語言。我相信這是教授忙碌看診之中非常小的動作，卻是我記憶深刻的細節。彷彿在那些邊角的紀錄上，我們保有了一點非關醫療的人味。

然而更多時候，病歷就只是病歷，一種凝固時間、保存病情的魔術。我記得在外放他院接受訓練的時候，值班時要負責全院數百床的醫囑開立。所以通常的行程是晚餐過後，我會去全院所有急、慢性病房簽名巡查，如果有需要開立的醫囑，我就順便處理。通常急性病房事情多，慢性精神病房事情少，因為後者的住院病人通常病情穩定，沒有特別需要處理的事。有一次，我走到某個慢性病房，護理人員跟我說某病人便祕，需要開一顆瀉藥使用。我說好，你給藥，我來開醫囑。我打開鐵板夾起來的病歷，裡面首頁是臨時醫囑單。我在過去開立過的一串藥物醫囑底下，寫下月日（通常不會寫年）、瀉藥的名稱、顆數，然後簽上我的名字。

咦，前一個名字好眼熟。「王〇〇」，那是我的前輩啊！算起來高我大概十來屆了吧?!等一下，這意思是說，王醫師當年也來這個病房幫這個病人開了一個臨時醫囑？我扳著手指計算差距的年份，不只是算我跟王醫師來此病房的時間差，也在計算這個病人在這個病房待上的漫長日月。

後來我才逐漸體會，這是慢性住院病人的魔力：他們總有辦法把流逝的時間都凝固在自己身上（也包括他們的病歷），然後看著他的照顧者不斷更換。王國醫院的日間留院有好些個住了十數年到數十年的病人，其中一個的入院病歷是我的科主任寫的，那時候他是第三年住院醫師。地下室的士官長（我們給一位資深主治醫師的稱號）曾經說過，當他退休的時候，就想跟這病人一起在病房外面抽根菸。這種感觸要到幾年後我到慢性病房照顧病人之後才能體會：精神科醫師資歷越久，越能夠體會老病人的好處：他老了，你也老。人生再沒有比這個更確定的事情了。

病歷也好，記憶也好，都是時間的把戲。深夜甬道調病歷的腳步聲、開立處方時發現前輩的字跡，乃至於醫院地下深處的病歷室，都是時間的魔法，讓人進去了就出不來，看遍了卻還是不知道，以為治好了，卻還是會一一壞掉。

哪種人適合走精神科？

病人對你大吼大叫，到底是他的精神病理影響了情緒控制，還是他真的覺得你做了什麼很糟糕的事情？初入行的第一年住院醫師，並不容易區辨這些事情，因此常會有很大的精神壓力。病的東西課本有教；不過人的東西，課本教不來，學校無法給。

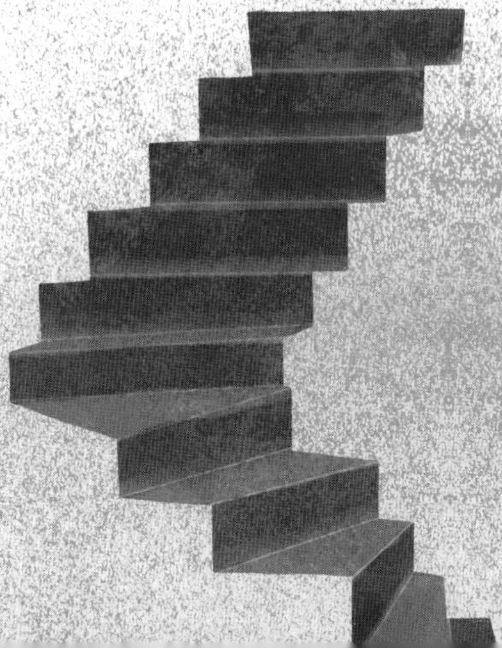

在我入行以後，就常常碰到這個問題以不同的變形出現。我畢業時，精神科還是個相對冷門的小科，在應徵住院醫師的時候，總在不同醫院碰上同一群畢業生。一個合理的推論是：精神科會吸引一群具有特定性質的小眾。然而這個「特定性質」是什麼呢？

有個同屆的住院醫師，做了不久就離職，後來科內再招了一個住院醫師，可是過一個月也離職了。我忍不住請教學長，他聽了我的問題，眼睛斜向上望，邊想著邊跟我說：

「第一年住院醫師是段很辛苦的過程啊。從醫學生轉變成真正的醫生，需要經過很多磨練。醫學知識、臨床技術、身心衝擊都很大。」他繼續：「尤其精神科，性質跟其他內外科都不一樣。比起其他科，更容易出現第一年住院醫師症候群。」

「第一年住院醫師症候群？那是什麼？可以吃嗎？」我醫學院上課時，聽過「醫學生症候群」，那是指醫學生在課本上盡是學習各種疾病表現與徵象，結果比較有慮病傾向的學生，就開始疑神疑鬼，擔心自己也得了書上寫的病。

不過「第一年住院醫師症候群」是怎麼回事？

「基本上就是剛進入臨床工作的適應不良啦。精神疾病的症狀跟危機往往也容易觸動治療者的壓力。在一般內外科的醫療中，還可以把疾病跟人分開來看。可是在精神科，你觀察病人的言行舉止，揣測他們的動機與精神病理，這些東西一方面並不容易，再者也很難讓我們把病和人區分開來。病人對你大吼大叫，到底是他的精神病理影響了情緒控制，還是他真的覺得你做了什麼很糟糕的事情？初入行的第一年住院醫師，並不容易區辨這些事情，因此常會有很大的精神壓力。病的東西課本有教；不過人的東西，課本教不來，學校無法給。」

簡單來說，就是人比病難搞的意思囉。我似懂非懂。

「差不多是這樣吧。」學長看起來沒想要繼續多談，提醒我該去上課了。

彼時還沒有週休二日，週六上午還要上半天班；不過週六上午是臨床教育時間，本院與友院的第一年住院醫師都要到王國醫院來上課。上課的內容有精神病理學、精神藥理學等等。有時候週六下午還要繼續參加教授研究群的神經心理學讀書會，雖說是自由參加，其實也可以不用出席，不過我們還是乖乖地留下來繼續念深奧的天書：用各種神經心理學測驗去測量不同診斷的病人，然後尋找測驗結果跟臨床症狀、病程發展、基因表現的關聯性。教授的信仰是這樣：精神症狀是大腦功能的呈現，但大腦是個黑盒子，所以我們如果能夠用有效的工具、翔實的紀錄、測試與檢驗，由輸入與輸出之間的關聯性去揣測黑盒子的運作，然後找出當中如聖杯般的難尋關聯與機制，那麼我們就可以了解精神疾病的病因祕密了。基本上，這就像丹布朗的小說裡面，藍道教授破解密碼解開反物質或者什麼玄妙之物的謎團，這樣的過程。

有一次跟其他學長聊到了教授的理想，學長說：「教授希望哪一天我們可以抽個血、做個檢查就知道這個病人有沒有精神分裂症（現在已經改稱思覺失調症了）。不過我說啊，那樣子我們就變成內科醫師了。問題是，我就是不要當內科醫師，才走精神科的啊。」

我想到我對於精神科的興趣，雖說是出於自己長期以來對於心靈狀態的著迷，但也的確有部分是因為我對於其他分科中逐漸制式化、標準化的治療準則感到厭倦。醫學雖說兼具了藝術與科學的特質，藝術的部分反映在每個治療都要是個別化的，需要考慮每個患者生理或心理的獨特性，也因此考驗醫者的創意；但醫療也同樣是個科學，無可避免地會產生標準化、一致化的要求，尤其在我們對於個人與疾病獨特性的理解還不夠充分之前，確認診斷或治療是否滿足共識水準，就必須倚賴治療共識與準則的規範。以科學精神來說，當累積了足夠的科學研究證實A療法優於B療法，臨床治療準則就會強調A療法原則上應優先於B療法。學會也好、保險公司也罷，都會希望有一套標準方便他們衡量臨床上多重可能的治療選擇。臨床醫師雖然還是有調整處方與治療選擇的裁量權，但在這些標準化的治療準則出現之後，裁量權的行使就必須附帶足夠的支持理由，不然在出現醫療爭議的時候，提出處置的醫師多少會受到正式或非正式的責難。

在我入行精神科的時候，還沒有那麼多的臨床準則，限制或規範「理想治療應該要怎樣」，因此有許多臨床治療方式充滿許多創意。創意不表示胡搞，還是要有學理支持裁量權的行使，但是在揀選學理作為治療依據上，不同醫師則有不同的取向與偏好。某位患者因為難以痊癒的憂鬱症，且服藥後不見改善，某前輩於是建議患者去規律且持續地曬太陽。這種日照療法是北歐地區常見的季節性憂鬱症的治療，所以也不是無的放矢，但是當時還沒聽過有台灣其他治療單位採用。儘管這病人的憂鬱症有沒有明顯的季節性表現我並不清楚，但在當時藥物有其極限的情況下，「曬太陽」的處方確實反映出前輩的創意。這幾年臨床醫療開始流行「社會性處方」的說法，感覺起來是個有意思的新東西。但我入行當時的精神科，除了精神藥物之外，本來就有很多非藥物的治療選擇，包括生活方式的調整、社會活動的提倡等等，對於許多沒那麼正統醫療接受的介入方式也較為寬容，這也是一個吸引我入行的原因。不過，後來精神醫學也逐漸出現各類治療準則了，在執業形態上的確變得更像是另一種內科。此為後話，此處暫且不表。

某次週六上課的老師是某家醫院的精神科主任，他口沫橫飛，講課講一半，卻發現我們四隻菜鳥眼神空泛。他顯然感到失望：「我講這麼多精神藥理學，可是你們很少人會對這些有興趣啦！」

我們還來不及開口辯解，說什麼昨天值班太累云云。他也不理會我們，繼續說：「這麼多年來，我發現走精神科的都是對社會心理有興趣的，對生物醫學有興趣的……不是沒有啦，但就是少。」我們在底下悶不作聲。主流精神醫學的發展已經採取生物醫學典範，大步向前，不再是半世紀前的精神分析典範。然而許多入行者還是懷抱著那種人文醫療的往日情懷。在他看來，頗有一種不合時宜的危險。

我們地下室除了住院醫師使用以外，還有幾位主治醫師的辦公室。其中一位被我們稱為士官長，因為他是我們這些醫學小兵的精神領導。士官長那小辦公室裡面除了醫學教科書以外，總有著許多的人文典籍攤開放在桌上。士官長的臨床專長據說是睡眠與心理治療，不過他自己卻常嚷嚷著想研究都市人類學，不過更多時候我們閒聊的內容是文學與電影。每次進去跟士官長討論事情，總會聞到房間裡瀰漫著的咖啡、香菸跟書本紙張混合起來的味道，偶爾還會碰上綽號「老大」的主治醫師轟隆隆如火車般闖進來，借個火點根菸。我那時總想：如果人文醫療有種味道，那這就是了。

授課老師這樣的觀察並不是無的放矢。現在任教於史丹佛大學的心理人類學家魯爾曼（Tanya Luhrmann）在著名的作品《兩種心靈》裡面，描述了她在一九九〇年代（剛好也就是我擔任住院醫師的時代）在美國某個精神醫學訓練單位的田野觀察。她注意到精神醫學逐漸拆分成注重藥物治療的生物精神醫學與著重心理治療的動力精神醫學；兩派對於人類心靈結構的理解途徑、介入方式跟臨床取向都大相逕庭。受訓醫師無可避免地要在兩種取徑中抉擇，但就大趨勢來說，美國的管理照護體制是偏好於生物精神醫學的治療模式的。

管理與給付體制會影響醫療實作的方式，這件事情現在看來清楚明白，但當時還沒法理解這種趨勢對於個別醫療者的意義。我醫學院畢業前兩年，台灣全民健保上路實施，醫療給付的未來還相當不明確。當時還是醫學生的我同時擔任台北市醫師公會的記者，負責每個月公會刊物的壽星專訪，所以要訪問公會名單上的老醫師，並撰寫他們的經歷與感想。健保實施前後的那段日子裡，我去訪問一個年長的開業醫師。他那時正猶豫要不要加入健保。內容說什麼我已經忘了，我只記得離開他診所的時候，他門口的招牌燈閃閃爍爍，在城市夜色裡顯得幽暗希微。

事實上，健保實施頭幾年，給付給得相當慷慨。當時開始有第二代抗精神症狀用藥上市，宣稱副作用比第一代用藥少很多，但還沒有明確的用藥指引與建議用量，所以大夥兒用新藥用得高興，給藥也給得爽快。幾年後發現，這些新藥的治療效用與劑量的關係是個倒U型曲線，用到剛剛好效果最好，少了或多了都沒那麼行。日後健保因為費用擴增太快，改採總額預算制，一系列的經費控制措施就開始運作，連帶著臨床操作模式也就跟著改變了。

藥物使用受到保險給付的影響，關聯性顯而易見；而保險對於心理治療的給付費用一向很低，這使得精神科醫師要真正相信且喜愛心理治療，才願意投入大量時間去學、去做。心理治療比起內科模式的問診、檢查、給藥治療的模式來說，既耗時間又無法標準化操作，效果評估也不容易，顯然是非常不經濟的臨床模式。全民健保體制這種單一付費者制度疏於提升心理治療的給付，顯然對於從事這種漫長、曲折且無法大量複製的手工業治療模式非常不利。這也連帶地降低精神醫療實作中對於心理治療的比重，從另一方面來說，日後就開啟了心理治療或諮商出現自費市場的契機。

前陣子參加王國醫院精神科的年會，當年上課的主任也來了。他致詞的時候，反倒是提到了現在受訓醫師的心理社會面向訓練普遍不足，擔心這有損於精神醫學的獨特性與自我認同。我在席間想起了他當年說我們對社會心理的興趣大於對於生物醫學的評語，不覺莞爾。以我個人來說，魯爾曼所謂的「兩種心靈」並不完全互斥，但要是只有保留一邊能力而失去了另一邊，就少了精神醫療理論與實作中那種顫顫巍巍地站在心靈與物質之間的緊張感。並不是說這樣就不是精神醫療，但這樣比較不那麼像人生。因為治療總是模擬著人生，而人生也模擬著治療。

歸總起來，哪種人才會想走精神科呢？是否還需要有那種人文醫療的風采才能走精神科呢？倒也不然。我只能說，我還是非常懷念士官長辦公室裡面那股揉合香菸、書頁與笑語的味道，那是一個時代的印記。

那些暴力相向的日子

我剛入行的時候，學長姊跟我說：「當精神科醫師沒有不被病人打過一次的。沒有被打過，表示你根本跟病人不親近；被打第二次，表示你不夠小心，沒有學到教訓。」

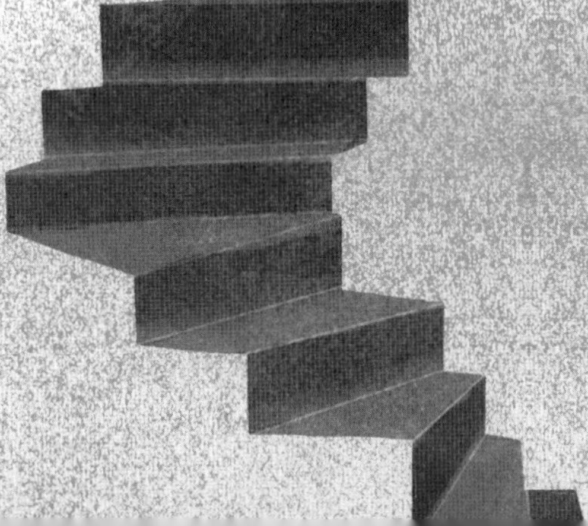

我剛入行的時候，學長姐跟我說：「當精神科醫師沒有不被病人打過一次的。沒有被打過，表示你根本跟病人不親近；被打第二次，表示你不夠小心，沒有學到教訓。」精神醫療裡，暴力跟自殺都是重要的問題，因為它們反映精神病理的嚴重程度，同時也常是導致這些患者住院的理由，所以需要隨時注意並評估。儘管我們一開始就被告誡患者暴力的風險，但有時候還是免不了被病人傷害。前面提過，精神科診間與其他科最不同的是診療區後面的那一扇門，這扇門通往隔壁診間。在門診病人出現暴力攻擊或者有其他必須立刻躲避的情況下，這扇門可以方便醫護人員離開。雖說暴力出現的時候有很多種應對的辦法，但是精神科強調的還是及早發現、走為上策。

我第一次被病人傷害是第一年住院醫師的時候，當時我的手指頭差點被咬下來。咬我手指的，並不是什麼窮凶極惡的反社會人格，也不是什麼幻覺妄想固著難改的精神病人，而是個譫妄失神、混亂之至的老年婦女。當時門診以為她是憂鬱症，也需要排除失智症，因此收下來住院檢查以確立診斷。老人的精神問題常常與身體生理失衡有關，所以詳盡的身體檢查是非常必要的。這位病人入院沒多久就開始拒食，入院時的抽血檢查發現多重的電解質不平衡，需要打點滴補充。但是她老是把點滴拔掉，不管怎麼勸說都沒有辦法，但保持一條有效的點滴管道又很必要。所以團隊徵得她家屬的同意之後，決定幫她由頸靜脈的位置放一條中央靜脈導管，視情況變化，必要時就轉送內科照護。打導管的是我同事，他當過一年內科醫師，比較熟悉這些程序；我就負責固定病人的頭部姿勢。

打頭部的中央靜脈導管，需要病人側過頭去，安靜地躺好。打針的人在脖子上找到頸靜脈之後，消毒、下針、放導線，再把導管套過導線，進入靜脈，然後抽去導線，最後固定、接管。順利的話，一般三、五分鐘可以完成，但是如果病人亂動，或者是皮膚標記不好找，無法確認頸靜脈位置，就可能要花比較長的時間。

這個病人的狀況是躁動，所以我一方面扶著她的下巴，固定頭部側轉的位置；嘴裡不斷安撫：「一下子就好囉。」在我的手上蓋著綠色的無菌布單，布單中間挖了一個洞，洞裡面是她頸靜脈的位置，皮膚已經消毒三次，還殘餘著優碘的淡黃色。我小心地不碰到那塊皮膚，那是無菌區，我的手雖然有戴上手套，但不是無菌手套，所以仍算是有菌區。我抬頭示意同事可以下針了。

同事點頭，戴上無菌手套，在消毒的區塊再次確認位置，準備下針。就在這時，老婦人忽然張開嘴巴，咬住了我原本扶在她下巴的無名指。

「啊——痛！」我正要張嘴大喊，可是看到我同事已經要下針，我這時候抽手免不了一番拉扯，到時候可能會影響下針的準確度。我忍住，告訴自己這點痛還可以忍，只要她不要繼續加大力氣的話。可是……可是我為什麼已經戴上手套了，還會這麼痛啊?!

我腦海裡不斷地轉來轉去，想著這該怎麼辦。手指上的疼痛逐漸加劇，我感到我的額頭開始沁出冷汗。我試著搖動手指，輕柔地把無名指抽出來，可是絲毫不能動彈。她的牙齒扣緊了我的指頭，我完全動不了，而且感覺上她還在繼續用力，用著動物本能，咬斷任何阻礙自由活動的事物。我想推開她的下巴，但是這樣靜脈導管可能就打不成了，又活生生地把這個念頭忍住。同事的動作其實非常流暢，但是我在疼痛當下，所有的感覺與景象都像放了慢動作。被狠狠咬住的手指一點點脫離了我的身體，我感覺到指頭骨膜上的神經受器拚命地釋放疼痛訊號，那原本是要提醒我危險存在、生命可貴的訊號，卻被我想要盡責地完成手上工作的決定壓制。我腦海裡轉過一個畫面：我把手收回來，卻發現我一截指頭掉在手套裡了……我真的有戴手套嗎？

疼痛比較令人恐懼，還是恐懼令人疼痛？在我腦海裡紛飛而出的手指斷掉的影像中，時間極慢速地移動，空間裡面的人事物則是無聲地移動著。我面無表情地看著同事把中央靜脈導管放好，護理同仁接上點滴，這時候我才終於意識到：我現在可以用力把我的手指拔出來了。汗水濕透了我的內衣。

當然手指頭還在，不然現在打鍵盤應該會很不方便。

這個事件嚴格來說只能算是我自己的個人疏失加上患者的自然反應下的意外。那一年住院醫師還有其他真正「暴力相向」的情況，是那種必須捲起袖子要幹架那樣的情況。王國醫院精神科跟其他地方有個很大的不同，就是此處沒有幫忙專職約束病人的照護員（或者叫護佐，或者我們就直接叫「大哥」）。要到後來我去海邊的卡夫卡醫院當主治醫師以後，才深刻體會有「大哥」在病房的好處。換句話說，如果王國醫院的住院病人因為症狀干擾而激動、暴力起來，只能依靠住院醫師合作，把病人約束起來。雖說也可以呼叫醫院警衛，不過實際上等到警衛來病房要好久，對於暴力情境並沒有及時控制的效果。

第一年住院醫師負責的是有門禁的急性病房，此處入院治療的通常是精神症狀較為嚴重的患者，傷人或自傷風險通常也比較高。某次收了一個躁期發作的病人，掛在我名下。躁期的患者活動量大、話也多、情緒高亢且自我感覺良好，但有時高亢的情緒也可以轉而成為憤怒與激動，甚至是暴力攻擊，這時候就需要醫療介入了。所謂的「介入」可以有很多形式，可能是用言語安撫，協助病人宣洩情緒，讓他們平靜下來；安撫不下來，就勸患者進入四周都有防護軟墊的保護室，在裡面待一下，等到情緒平穩再出來。如果連保護室隔離都行不通，就可能要好幾個人聯手，讓患者到保護室隔離加上手腳約束，必要時還得加上藥物注射加速平靜過程。前者需要軟言軟語，最後的辦法則通常是硬碰硬。勸說的軟功夫需要話術，也需要腦力。約束的硬道理，則需要不折不扣的團隊合作與身體氣力。精神科病房裡面的管理，總是這樣軟硬兼施。

有一次某個疑似思覺失調症的患者在急診大喊大叫，急診因此會診精神科醫師。我到急診的時候，警衛已經聯手把他約束在推床上。病人氣極敗壞，對每個經過的人都吐口水。急診科醫師看到我來，大大鬆了一口氣，連忙把病歷丟給我說：「精神科醫師，麻煩你了。那病人爆凶的，每個人都罵。」

為了怕他干擾秩序，病人被放在急診室的邊緣地區動彈不得。我過去看了這個病人，跟他說了兩句話。病人原本還高聲喊叫，聽完我說的話以後，聲音忽然低下來；我輕拍他已經有點浮腫的手，把他手腕的約束帶放鬆一點，然後找張椅子坐下，把他來急診的經過跟需要解決的問題問完，然後開立注射針劑讓病人睡一下。我寫會診紀錄的時候，急診科醫師經過，好奇地問我：「你剛剛是跟他講什麼，讓他就安靜下來了？」

「喔，我只是跟他說：『你這麼凶巴巴大聲說話，連我都會感到害怕，我想其他人也會很怕你吧。』他被你們綁了起來，失去了自主性，他也很害怕啊。他凶起來只是想要回主導權，而我告訴他，他有主導權，而且可能也讓別人像他自己一樣嚇壞了。」我抬頭跟急診科醫師說：「他又叫又喊了一整夜，其實也快累壞了。大家都要一個下台階。對了，我紀錄寫好了。」順手把病歷遞回去給他。急診醫師一臉難以置信的樣子。

我沒有跟急診科醫師說的是，我也沒有把握可以口頭安撫下來。但是沒關係，反正橫豎都要打針鎮定，難得可以談下來，就讓我享受一下下精神科醫師難得的榮耀時間吧，大部分時間我們都累得像狗呢。

回到這個病房裡面的躁症患者。那天下午，不知為什麼，他激動起來，往地上摔東西，威脅要揍人。護理人員口頭勸不下來，於是找醫師來約束病人。我去的時候，病房總醫師正試著跟病人對話，但是看起來要勸下來的機會不大。給病人躺的推床都準備好了，放在病人背後的保護室門口。總醫師眼神示意我跟另外一位醫師到病人後面，等他一聲令下。我趕緊把醫師服跟身上的配件都拿下，知道肉搏戰要開始了。病人彼時在狂躁的情緒中碎唸著他的不滿，夾雜著明顯的妄想內容，似乎並沒有注意背後多了幾個人。總醫師這時候說：「李先生，你如果沒法平靜下來。就讓我們幫助你吧。你先進保護室休息一下。」總醫師眼神一使，我們就開始動作。說時遲那時快，我們從後面欺身而上，分別抓住病人的左右手臂。原本的計畫是要分別固定他的大關節，限制他的動作；然後大家就可以分頭將他移到推床上約束手腳。不過……

不過病人實在太壯了，力氣又大。狂躁之下他想要抽出雙臂，我們都抓不住。這時候三個人重心不穩，我們又不能放手，所以兩個人全都向前倒，壓在病人身上，像是人體疊疊樂一樣，把他壓在地上。我鼻孔的氣息就貼著病人的後頸猛吹。我從來沒有這麼貼近過病人的身體，我自己上面還有我同事，所以我也動不了。病人這時候發現他被兩個大男生壓住，動彈不得，便開始大喊：「你們不要壓我！我快要喘不過氣來了！」這時候大夥兒才上來把病人弄到推床上。病人顯然被嚇到了，也就乖乖地被約束起來，推進保護室打針。

一切就緒，護理長跟我們道謝：「還好你們有趕上，幫忙約束。」我連忙揮手：「沒有什麼，病房暴力事件需要處理，我們只是做該做的事。」我轉頭看著監視器裡面，保護室裡的病人此時在藥劑作用下，已經沉沉睡去。我低聲說：「平常都動嘴說話、動手寫字，偶爾也需要動動身體啊。」像是跟護理長說話，更像是我對自己說的。

我轉頭回來，原來護理長早已經不在我身邊，走到其他地方去忙了。病房又恢復成平時的安靜。彷彿一切騷動都未曾發生過。

我要吃藥，但我沒病

病患阿榮已經習慣於在規定的時間點來護理站服藥，吃完藥就打電話回家找媽媽說：「媽，我阿榮啦！」日復一日。但是他還是堅持自己沒有生病，來住院純粹是一場誤會。若要問他：「你既然沒生病，又想出院，那幹嘛要吃藥呢？」阿榮就會講不下去，顧左右而言他，不然他就會隨便找個理由：「因為醫生說我應該要吃。」

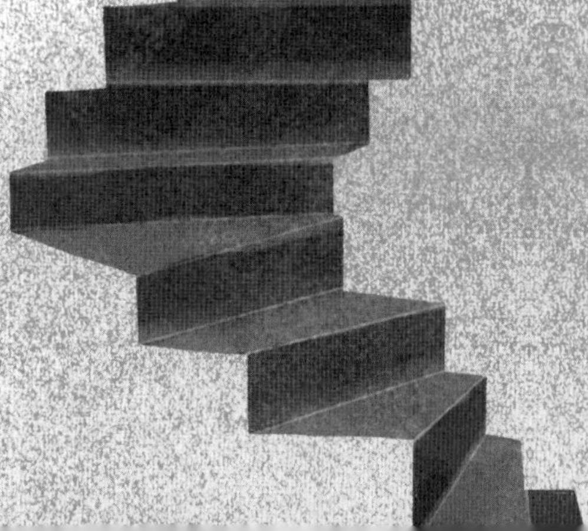

精神疾病的患者總會挑戰那些平常習以為常的概念，尤其在比較嚴重的精神病人身上。他們脫離現實感的言行舉止，雖然乍看之下很突兀脫軌，但是這些表現卻也反過來提醒我：那些我們習以為常的秩序井然，很可能並沒有明確「非如此不可」的必然性。理解這個事情，讓人多少更能體驗我們與瘋狂的距離是如此似遠猶近。社會學的民族方法學也常以突破社會常規的小實驗去得到社會秩序被如何維持的洞見，我教學的時候就曾經建議同學這樣試看看：進入電梯的時候，不是跟大家一樣朝著電梯門站立，而是背對電梯門站立，看著其他電梯中的人。

「老師，你這樣站會讓臉朝其他人，眼神會被迫相互直視，很糗耶。」學生會這麼說。

「是啊，很糗對不對，感覺很『奇怪』。但是你有沒有想過，為什麼大多數人進了電梯就習慣性地面向電梯門站立呢？尤其當同電梯的人不是自己熟悉的朋友的時候？這樣的社會規範與秩序是怎麼出現呢，你不會覺得很好奇嗎？」我說。

某種意義上，跟精神病人廝混久了，也多少會有這種對於社會常規的合宜定義產生質疑的時候，例如我們願意做一件事，是因為我們認為這件事情是合乎邏輯的。一般來說，我們覺得生病的時候就會願意吃藥，因為吃藥是改善病情的方式，是合乎治病這個邏輯的。不過這樣的邏輯在慢性思覺失調症常常會出現一種很有趣的變異，臨床上稱之為「雙重定向」(double orientation)。

定向感可以簡單想像成對自我與環境的了解，通常包括自己的身分、所在的位置與時間、所做的行為，也就是「我是誰？我在哪裡？我在做什麼？」當某些人的了解跟一般人接受的參考系統（我們所謂的「現實世界」）不一樣的時候，我們就說這些人有了定向感障礙。常見的例子是急性腦傷的人常常會搞不清楚自己人在哪裡、是什麼時間、身處什麼地方、剛剛做了什麼。人需要這些定向感，去確定自己該怎麼在現實情境中活動與反應。

在慢性病患裡面，也會出現這種定向感障礙，這種所謂的「雙重定向感」跟急性腦傷的病人不太一樣，它說的比較是慢性思覺失調症患者這一類的人，儘管有著明顯的思考障礙與妄想內容，卻依然可以生活在現實世界裡面。精神病理學家認為，雙重定向感是一種當事人擺盪在個人與公眾參考系統之間的病態。例如病患阿榮已經習慣於在規定的時間點來護理站服藥，吃完藥就打電話回家找媽媽說：「媽，我阿榮啦！」日復一日。但是他還是堅持自己沒有生病，來住院純粹是一場誤會。若要問他：「你既然沒生病，又想出院，那幹嘛要吃藥呢？」阿榮就會講不下去，顧左右而言他，不然他就會隨便找個理由：「因為醫生說我應該要吃。」如果你窮追不捨，繼續問下去：「醫生說你該吃藥你就吃，那你覺得這藥是吃什麼的？」

阿榮可能會說：

「吃補腦的。」或是

「吃好睡的。」或是

「吃情緒平穩的。」

如果繼續追問阿榮到底腦子哪裡需要補，睡多差需要吃藥，或者不吃藥會怎樣的情緒不穩，阿榮最可能的反應是聳聳肩，面無表情地說：「我不知道。」然後走開。等到下一次服藥時間，又會乖乖地晃回來：「我要吃藥，等一下要打電話給媽媽。」

我們行為往往依據自己的參照系統：感受危險的時候會緊張、想逃跑，感受挫折的時候會憤怒、想哭泣，感覺健康起來就停藥。然而，也有外加的、公眾的參考系統，通常由身旁的人提供給我們，作為調整行為與感受的依據。當兩種參考系統並存、衝突，且無法協調取捨的時候，當事人便呈現出矛盾態度，例如阿榮的說法：「我吃藥，但我沒病。」前一句呈現他服從醫師判斷，後一句說明他自己的信念。

精神病患常見「無病識感」的症狀，也就是無法認知並因應自己生病的事實。但一般來說，無病識感往往就伴隨著拒絕配合服藥，這也是剛生病或急性發作的思覺失調症患者比較棘手的照護狀況：明明幻覺妄想嚴重，影響自我照護與人際生活，但是患者就是不肯接受生病事實，也因此不肯吃藥或接受任何治療。不過慢性精神病患往往並沒有這麼堅定的拒絕態度，而是不認病卻順從的矛盾態度，於是乎有雙重定向這種說法。

這種態度與信念的不一致也常反應在患者的行動裡面。我外放到某間療養院受訓的時候，值班時看了一個急診個案，是長期追蹤的思覺失調症患者。他騎著機車來到急診室門口，跑進來說自己要掛號。我問他怎麼會來到急診室。

他說：「醫生你好，我有個很困擾的問題，我打算要行動了，但是我想聽聽你的意見。」

「喔？怎麼回事啊？」

「我家鄰居一直在搞我，我覺得很煩，想要把他叫出來潑他硫酸，給個警告，要他不要再來惹我。」

我邊問邊翻閱著病歷，紀錄中這患者一直有著被害妄想，對象就是鄰居。這妄想好好壞壞地一直沒有消失過。「你家鄰居怎麼搞你？告訴我。」我問。

他於是開始說起來：在他喜歡收聽的廣播裡面置入詆毀他的言辭啦，找人在他家面前大聲講話啦，或者是把家門口的機車跟紙箱斜斜擺放，擺陣法對他降禍啦……總之是很典型的妄想。診斷應該不是問題，問題是危險性的評估。所以我接下來問他：「你說你要去潑硫酸，硫酸在哪裡？」

「在我機車置物箱裡面……」他眼鏡後面的眼神感覺有點迷惑，聲音也搖擺起來。這是好事，表示他還不那麼堅定確信自己要做的事情。

「帶我去看看。」我需要確認一下。如果硫酸真的都買好了，傷人可能性就不小，今天就不能放他回去了。

患者站起身來，帶我走到急診室外面，打開他的機車置物箱。裡面整整齊齊地擺著四、五罐硫酸，可能有點滲漏，我甚至聞到了一股撲鼻的酸氣。患者站起身來比我矮上一點，有點駝背，戴著玳瑁眼鏡，顯得很老實，是那種走在街上你不會對他多看一眼的平凡男性。我站在他身邊，估量接下來的步驟。

他轉頭看著我，像是用眼神說：「我沒騙你啦。」

我默默點頭，示意他可以把椅墊放回去了。然後拍拍他的肩膀說：「我懂了，我們進去討論一下該怎麼辦。」怕是我的友善姿態反倒觸發了他的負向情緒，他有點激動地說：「我就跟你說了，他們不能這樣對待我啊。我又不是壞人，他們幹嘛要害我。」

「好，我們進去說。」我趕緊收手，請他回到急診會談室坐下。會談室有兩個門，一個通往急診等候室，另一個通往急性病房。這是為了急診收案方便而設的，可以直接把患者送到急性病房裡面去；當然也可以讓醫師在緊急狀態逃命使用。

他坐定以後，我稍微調整一下我的座位，讓我自己離門近一點：「你這樣苦惱，我也很同情。我有個辦法可以幫你：你來住院一段時間好不好？」

「我又沒生病，幹嘛來住院？」他立刻反應。

我試著不挑戰他的妄想，但還是要點出他脫離現實的地方，以及他計畫的行動可能對他人的傷害：「我知道你覺得自己沒生病，但是你如果真的拿硫酸去潑鄰居，他會受傷甚至死亡，你也逃不了罪責。我不希望這樣的事情發生。你感受到的那些不舒服，我雖然不在現場，也不知道詳情，但我想一切也可能有其他的解釋。我們趁著住院一起想想看好不好？」我把聲音放緩，壓低，讓我的聲音在窄小的會談室裡面迴盪，聽起來誠懇且體貼。說話的方式與話語的內容，對於安撫人來說，都很重要。這是跟學長學的。

「我不知道，我覺得住院不好。」他搖頭，但語氣跟剛才的反應比較起來又更緩和一點。這是好事。

「住院也許聽起來不好，但是你在這邊，我們可以保護你，躲開鄰居的騷擾，也不是個壞事。你買了硫酸後先來找我們商量，也是因為你覺得這麼做也有點不對吧？」我說。首先鬆動他對於住院的負面評價，然後正向鼓勵他前來急診的求助行為與動機，然後我要轉一個方向，軟語講完就要開始講硬話了：

「你既然帶了硫酸準備去找鄰居算帳，就有可能造成他人的傷害。我也會認為你應該留在醫院。你不願意的話，我只好依法啟動強制住院流程。」我希望他能夠被我說服，不要敬酒不吃吃罰酒啊。

「讓我想想。」他還是不肯，但是也沒有立即起身離開，看起來態度更軟化了。

我於是打開通往急性病房的那扇門，示意他自己走進去：「進去休息吧。談上一個多小時，我們都累了。夜也深了。」

他往病房內看了一下，走了進去。這時候急性病房一片寂靜，所有病人都睡著了。先前我請護理人員準備好的床位已經妥適，患者坐在床邊，接受安全檢查，確認身上沒有其他危險物品。他抬頭望著我：「好，我住下來。」停頓了一下：「不過是為了休息一下。我沒病。」

「很好。在這邊你可以放心，我也可以放心。我相信你的鄰居也可以放心。過陣子等情緒平復一點再回去。」我說。

在慢性精神病患身上常可以見到這種雙重定向，除了沒病卻要吃藥以外，有時候是這樣：他們儘管妄想某些不可能的事情，例如總覺得自己被美國聯邦調查局徵召為特務去調查俄羅斯的機密，因此被KGB追殺，但是實際生活中他們卻也不會特別表現出害怕提防的態度，而是看著電視影片、抽著菸、跟其他病友打屁聊天，好像這些令人驚恐的想法與現實生活中所體驗的一切無關。這種狀態被學者稱之為「妄想的無關緊要性」，描述的正是這種巨大的反差。好像他們腦子裡存在的那些絢爛的、奇幻的、如假根般攀牽糾結的想法，落實到現實生活中的情感與行動，只是平淡無聊與無所事事。

雙重定向或許可以視為是慢性思覺失調患者的常見表現，然而這也提醒了我一件事情：我們總是在「自己相信」和「一般人認為」兩種系統中間，顫巍巍地調整自己的認知、選擇與作為，像是走在鋼索上維持自己的平衡。太壓抑了前者，就變成隨俗而無主見的人，但也可以安穩地待在面目不清的「正常」陣營裡；太無視於後者，則可能成為自我中心的妄想者，而兩個都接受但無法協調，那就會出現雙重定向。人之所以能夠如《論語》上寫的「君子和而不同」，其實要非常巧妙的平衡技巧呢。

這是我每次在寫病歷的時候常常會湧現的想法，然而這些都不能寫在病歷本文，甚至也不方便寫在病歷邊上。套句錢鍾書的書名，既然是「寫在人生邊上」的東西，就隨便寫在哪裡，提醒讀者在人、獸、鬼共同生活的世界裡，小心地保持平衡吧。

歪頭、鐵板、小煙囪

這感覺有時令人非常挫敗，我甚至覺得自己像是對著虛空唱獨角戲。跟慢性思覺失調症的患者互動，會有這種「平常會有反應但現在沒有」的情況，但也因此會讓我反思一般的社會互動。從這些負性症狀的空缺裡，才能知道平常人際來往當中哪些是令人滿足的訊息，哪些是可有可無，哪些又是多餘累贅而且令人疲憊的反應。

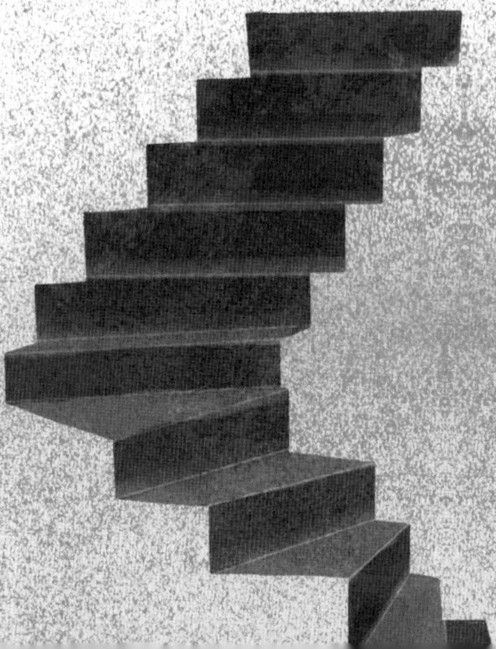

我入行以來，屢屢見證了精神藥物的發展如何改變了病人處境。雖然許多精神疾病如思覺失調症和躁鬱症（雙極性情感性疾患）大多時候難以根治，只能長期控制，與病共存，但是相較於我剛入行的用藥選擇，現在對抗疾病的武器確實是豐富許多，治療效果也大為改善。

傳統的抗精神病藥物雖然效果不錯，但也會產生許多副作用。這些副作用主要是神經系統的表現，如僵硬、顫抖、動作慢，表現類似於巴金森氏症。在剛開始使用藥物或者增加劑量的時候，患者也可能出現肌肉張力失調的情況，其表現常是頸部肌肉突然就持續收縮，導致個案頭部上仰或側轉，無法讓頸部肌肉鬆弛，嚴重的時候連背肌都會收縮，整個人會擺出弓一樣的彎曲姿勢，無法動彈，造成嚴重的肌肉疼痛，所以學名稱之為「角弓反張」，常是急診照會精神科醫師去看診的理由。

肌張力失調的表現雖然看起來嚇人，但是通常打一支針劑就會緩解，並不難處理。但是如果服藥出現類似帕金森氏症的症狀，就可輕可重。輕的患者就是動作跟反應都放慢，常常花很多時間才會動起來，但動起來之後又不見得可以輕鬆停下來；一旦停下來，可以看到患者的手指像是搓藥丸似的顫動。此外，患者還可能有肢體僵硬、全身卡卡的情況。有次患者形容說就像是一個人被綁進了木偶的身體裡面。最嚴重的情況下，患者就變成鐵板一片，起身行動都顯困難。

我曾經在病房照顧一個這樣的患者。患者發病已經數十年，以慢性思覺失調症的負性症狀為主。負性症狀是指患者表現的社會互動、語言能力、情感表達、執行能力都比病前表現差，也比一般人應有的程度低，屬於一種「不足」的症狀；相較之下，急性發作常見的幻覺、妄想或者思考與行為混亂是一般人不會有，思覺失調症患者的這些症狀表現卻很明顯，所以這些被稱為是正性症狀，屬於一種「過多」的症狀。這個患者入院的原因在於處理嚴重的藥物副作用，倒不是因為正性症狀而來。

她被放在推床上送進病房來，幾乎不能動，甚至連話也難說，手腳也很難扳動。我第一次看到這麼「硬」的患者，大開眼界。

患者長期以來除了自言自語之外，並沒有傷人或者自傷的行為，在社區內也不干擾，只是逐漸退縮，拒絕互動，在照顧家人上也使不上力，她先生於是辛苦地一人扛起大多數的育兒責任。先生過世後，她則由成年子女負責照顧，這次也是由女兒陪伴入院的。

女兒說起事情的緣由，原來是出自公衛護士的熱心提醒，希望媽媽的精神病可以得到治療：「我媽媽不想吃藥，於是醫師就打了一根長效針，打完之後就這樣硬起來不能走了。」彼時雖然已經有新型藥物，但是長效針還是清一色的傳統藥物。只是這次藥物的副作用也太強烈了。

充斥著不確定性的臨床實境中，治療者於治療策略的詳細說明是必要的，有助於在發生意外嚴重副作用時依然可以維繫醫病關係。這位患者的家屬並無意譴責開藥的醫師與催促治療的公衛護士，他們只是對於發生了這種事先無法預見的嚴重副作用感到困擾而已。

接下來一個多月，這位中年婦女都是我照顧的病人。我們在病房裡把她所有的抗精神病藥物都停止，只保留解除副作用的藥物，希望長效針慢慢被代謝殆盡。這位患者很長一段時間都是鐵板一塊，維持著肢體僵硬與手腳顫抖，因此大半時間她都臥床，甚至一度我們都擔心她會長起褥瘡，需要特別照看。護理人員必須要每一段時間就去確認她皮膚完整，提醒她稍作移動；倘若她起身，我們也要確定她有枴杖之類的輔助工具。另外，因為這種僵硬會導致身體肌肉運動協調不良，我們也需要調整飲食種類與性質，確保她吞嚥時不噎到。

觀看這類病人的面容常會感覺突兀，他們的臉部表情由於肌肉僵硬的緣故常顯得平淡無波，像是戴著面具一樣。相較之下，我常常會訝異於平常人說話時的微小表情居然如此豐富，可以透露出多少訊息——事實上，精神科醫師也需要讓自己熟悉這些細微表情與動作，這樣才能夠在危險出現（不管是情緒失控即將暴力相向或者是自殘）時及早發現。然而，這位患者的臉除了缺乏細微動作之外，也顯得較為油膩。

「好像在哪裡讀過，說巴金森氏症的患者臉部油脂分泌比較多，該不會藥物引起的也會吧？」我側頭，喃喃自語。

「……」患者看著我，一句話也沒說，感覺上連眼睛也沒眨。

「你好，我現在幫你檢查一下。接下來我會扳動你的手臂，看看僵硬有沒有改善。」我跟患者解釋要做的動作，但是沒有任何反應。她怔怔地看著我，我在她的眼眸裡看不出任何閃爍眨動，連我自己的影子好像都消失了。

這感覺有時令人非常挫敗，我甚至覺得自己像是對著虛空唱獨角戲。跟慢性思覺失調症的患者互動，會有這種「平常會有反應但現在沒有」的情況，但也因此會讓我反思一般的社會互動。從這些負性症狀的空缺裡，才能知道那些平常人際來往當中哪些是令人滿足的訊息，哪些是可有可無，哪些又是多餘累贅而且令人疲憊的反應。

大概要住院快一個月的時候，這位患者終於可以起來走路，眼神感覺也靈活一點。雖然動作還是很慢，但終於不會一直臥床。如果要形容，就是石像終於脫離了梅杜莎的視線而有了生氣。最後，我們換成了超低劑量的新型抗精神病藥，觀察了好一段時日，確定沒有嚴重副作用，便讓她出院。

抗精神病藥物還會導致其他肌肉運動的障礙，其中一種是遲發性的運動失調，在長期服用傳統藥物的思覺失調症患者裡面並不少見。過去許多人對於服藥病患的印象也是由此而來：舌頭或肢體的不規則抽動、抖動或扭曲，不用說話就知道「一整個怪」。遲發性運動失調細分很多不同類別，最讓我印象深刻的是友院一個遲發性肌張力失調的個案。這個個案我在以前的某篇文章裡面稱他作「小煙囪」。

我遇到小煙囪的時候，我才剛入行沒半年，他則是在病房裡住了不知道多久。黝黑的皮膚、細瘦的身材、油膩的頭髮，還有一股老教授所謂慢性思覺失調症患者的「味道」（有人認為是思覺失調症患者搞不好有代謝缺陷的某種產物的味道，不過我覺得更大程度上是因為慢性病人自我清潔跟照護能力嚴重缺失所致），在在說明了他的診斷與漫長病程。

然而最令人注目的，不是這些缺乏自我照護的外在形象，而是他的脖子。小煙囪恆常是向後仰望，大多數時間都看著天花板。儘管他偶爾還是需要彎下頭，需要用力地把頭由仰視的姿勢拉成向前看，但這樣的姿態維持不久，就會因為後頸肌肉的張力過強，前頸肌肉的力氣不足以讓頭維持在前視的姿勢，所以他的頭會很快地又扯回仰視。在這種肌肉拉扯下，他若要把頭拉下來向前看，就需要非常出力，因此頸部肌肉常常出現不規律的抖動或扭動。仔細一看，可以看到他前後脖子的肌肉因為長期的拉扯，都肥大起來，因而顯得脖子特別地粗，感覺起來跟頭快一樣寬了。

小煙囪話少，也不愛跟人互動，對所有事情都興趣缺缺。他每天絕大多數時間就是在到護理站討菸跟到吸菸室抽菸兩個點之間移動。彼時精神病人住院還是可以待在指定的「吸菸室」裡面抽菸。吸菸室就是裝有對外抽風扇的某個特定房間。某些假說認為香菸裡面的尼古丁可以適度減輕精神症狀，所以抽菸可能是精神病人一種自我醫療的方式。

小煙囪走到了護理站前面，努力地把頭拉低下來，跟坐在護理站裡面當班的護理人員討一根菸：「食薰啦！」小煙囪的頭晃啊晃的，前頸形狀明顯露出，還可以看到肌肉塊抖動收縮的樣子。

護理人員從他的置物盒裡面找出香菸，抬頭遞給他：「食卡少啦！」

「好！」小煙囪簡短回答，但此時顯然前頸肌肉放鬆了，他的頭像是裝了彈簧一樣，彈回仰視的角度。他晃啊晃地又回到吸菸室。我跟著他的腳步，看他點起菸，他仰著頭吸菸，榴火般的菸頭指向天花板，香煙裊繞一路向上，又像是煙囪排放廢氣。小煙囪每一會兒就要用力把頭低下來，不然煙灰就要掉到他臉上；但低頭又得是掙扎著讓前後頸的肌肉相互角力一番。

那三個月受訓期間，我徵得主治醫師的同意，查遍了課本與期刊，嘗試了幾種藥物治療來處理他的遲發性肌肉張力協調不全症，但是效果都不好。這種藥物副作用並沒有公認有效的治療選擇，只有少數研究發現某些藥物或許可以改善。就當時所知，最有效的辦法是停掉傳統抗精神病藥物，換成比較不會有副作用的新型抗精神病藥物。小煙囪換過去新藥好一陣子，但依然毫無改善。

「也許就是這樣子了吧！」我有一天值班的時候，看到他又來討菸，忍不住感嘆。

「你不是在他身上試了很多藥嗎？」小夜班的護理人員說。

「是沒錯，但是都沒效啊。」我看著小煙囪走遠，嘆了一口氣：「總覺得沒幫上忙。」

「願意幫忙就很好了。」那個資深的護理人員說：「醫學能做的太少。能繼續努力想想就很不錯了。」

聽這句話，我多少有點釋然。臨床醫療常有一種「你好歹做點什麼」的催促感，感覺上做點什麼總比不做點什麼好些；但有時候「做點什麼」也可能適得其反，像那個鐵板一塊的病人碰上的狀況。對那個病人來說，既然她已經跟疾病共存數十年也已經達成某種家庭內的平衡，搞不好「不做什麼」，而只是繼續關懷與觀察，可能更為適合。不管做或不做，當醫師的人總是要努力想想：有什麼可以讓患者更好，或者，什麼才是「更好」？精神疾病的治療有時候順利，有時候會有意外，也有時候，不管做或不做都會感到挫折。但人生不也是如此？能夠繼續努力想想，不要隨波逐流人云亦云，就很不錯了。

電是最便宜的治療

通電一瞬間通過患者的頭部時，會觸發痙攣。發作時，胸腹的氣體被迅速擠過聲帶，這時會發出聲響：「咦咦咦屙痾痾……」又像是嘆息，又像是呼救。患者這時候全身緊繃，稱之為「張力期」，整個身體就像是個硬板子。過一小段時間，患者進入「收縮期」，這時候手腳肌肉強烈收縮又放鬆，扯動關節，全身軀體就會不停地碰撞著推床。

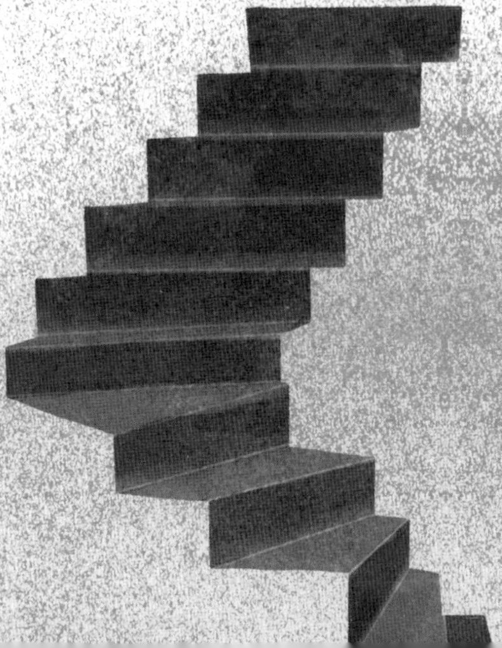

精神科常令人感覺神祕甚至恐怖。這種社會形象一部分要歸因於媒體與戲劇的效果。電影或電視裡對於精神醫療的描寫，往往誇張了精神疾病的醫療介入，或者刻意描寫早期精神醫療因為缺乏有效治療工具而有多種冒險嘗試的那段歷史，這使得精神治療常被描繪成對當事人殘酷且無情的傷害，也間接地讓精神疾病的污名化更難擺脫。以台灣來說，近幾年的電視劇《我們與惡的距離》、電影《瀑布》才避開了這種探奇窺異的取徑，開始誠懇地描寫精神病患者的實際處境，不然很多人對精神病的印象，很可能還停留在《瘋女十八年》。

當前的精神醫療實務中很大一部分是藥物治療，這種治療方式與精神疾病的生物學認識有著相互纏繞的發展歷史。雖然有人擔憂藥物的目標在於調整腦內訊息的化學傳導物，難以確知是否有長期影響，但是服用藥物以改善症狀這種治療形式，基本上跟內科治療相去不遠，因此比較容易被接受。但是，就精神治療的發展史來看，也不只有藥物發展而已，事實上非藥物治療也不少。但這些治療各有其發展的時空情境，有一些倘若放到今天來看，很可能會被視為是過於激進，甚至被認為是酷刑，讓人避之唯恐不及。

電影《飛越杜鵑窩》的主角麥克墨菲（Randle McMurphy）為了逃避處罰而假裝瘋狂，被法院裁定收入精神病院。在病院裡面，他與病房護理長拉契特對抗，試圖聯合其他病友逃脫，也因此接受過幾種不同的治療，其中包括電痙攣治療（又簡稱電療）以及最後他被強制接受的腦白質切開術。電影本身不是我的重點，但是電痙攣治療的狂暴與腦白質切開術的不可逆後果，反映了歐美民間對於精神科非藥物治療的廣泛印象。另外一部是紐西蘭導演珍・康萍以詩人珍娜特・福瑞姆（Janet Frame）的自傳為腳本改編的《天使與我同桌》（Angel at My Table）裡面也描寫了珍娜特因為被診斷為思覺失調症而住院接受電療的情景，那部分也是電影頗為駭人的片段。在劇中，珍娜特這麼形容她接受的電療：「接下來的八年內，我接受了超過二〇〇次電療，每一次都等同於被處決的恐懼。」

要了解這些「恐怖」的治療，要先了解十九世紀以來的精神疾病觀。十九世紀對於精神疾病的治療基本上是相當悲觀的，當時精神病患者被視為是退化者，是無可更改的體質因素導致的人類變異。當時對於精神疾病的成因了解甚少，因此也難以提出確切有效的治療；而這些患者外顯行為的脫序異常，顯然與當時的文明標準差距甚大。放在當時的社會進化論來看，當社會與人群朝向進化的方向前行，這些精神病者無法配合社會規範，就是一種退化；這個族群的退化，將會成為整體人類的負擔。在這種某些歷史學家稱為「治療的虛無主義」的氣氛中，如果能有任何療法宣稱對於精神病有所幫助，都會受到歡迎。一九四七年葡萄牙醫師墨尼茲（António Egas Moniz）就是因為他證實了前額葉白質切除術對於某些精神病的效果，而得到了諾貝爾生理醫學獎。對，就是不到三十年後《飛越杜鵑窩》裡面視為毒蛇猛獸的那種外科療法。一九五〇年代，台大醫院的高天成院長也成為在台灣執行這個手術的第一人。

其他非藥物治療法還包括胰島素昏迷療法、延長睡眠療法等等，但是這些療法在我入行的時候，除了嘉義某間著名醫院仍以胰島素昏迷療法聞名，其他都已廢棄不用。唯獨留下來在治療選項的，就是電療。

電療的適應症包括對藥物反應不佳的頑抗型思覺失調症、自殺意念強烈的憂鬱症、僵直症、嚴重躁症等等，通常被視為次於藥物的治療選擇。因為需要麻醉，患者需要空腹，電療在早餐前就要執行。通常流程是這樣的：要做電療的患者身著輕便衣服，到一個專用的治療室的躺床上靜臥著，執行治療的醫護人員會在推床兩邊準備。做為執行治療的醫師，我會再次確認患者是否的確沒有進食：

「你昨天晚上到現在有吃任何東西嗎？」

「沒有。」

「很好。我待會會幫你打一針短效的鎮定劑，你會睡著，我們就進行治療。醒來之後，你可能覺得有點輕微的頭暈、頭痛，但是應該會很快就好了。你對於治療不會有記憶，但是不會忘掉太多事情。」

患者不知道有沒有聽懂。我想到這整個說明的荒謬處：你會忘記我現在告訴你的事情，但是我還是要告訴你。不過此時不是思考這種荒謬的時機。護理人員用酒精棉輕輕擦拭患者頭部的特定區域，那是待會兒要貼上電極片的地方。電極片貼上後，我對照上次治療的紀錄，在電療機上調整旋轉鈕，確認這次給予的電量。

電療機的外觀就是一台鐵盒子，有著幾個旋轉鈕，可以調整輸出的電流跟頻率，這些數值可以換算出給予能量的焦耳數。確認治療能量之後，我開始在患者的手臂上尋找靜脈，注射鎮定劑。這支藥劑也有放鬆肌肉的效果。這時候護理人員會叫患者張嘴，咬住一根包有紗布的壓舌棒。不多久，患者就會陷入熟睡，我們把他的手拉直在空中，放開。患者的手頓時「碰」一聲落到病床上，這表示他已經被放倒了，肌肉也失去力氣。這時候我負責喊口令：「好了，我們要開始治療了。」兩邊的醫護人員各就各位，然後醫師按下按鈕。

通電一瞬間通過患者的頭部時，會觸發痙攣。發作時，胸腹的氣體被迅速擠過聲帶，這時會發出聲響：「咦咦咦屙痾痾……」又像是嘆息，又像是呼救。患者這時候全身緊繃，稱之為「張力期」，整個身體就像是個硬板子。過一小段時間，患者進入「收縮期」，這時候手腳肌肉強烈收縮又放鬆，扯動關節，全身軀體就會不停地碰撞著推床。老推床的螺絲接頭開始發出嘎吱嘎吱的聲音，像是它的骨頭要散掉了。站在兩旁的人要伸手保護患者的關節，避免患者動作太大，撞到旁邊的設備而受傷。一次、兩次、三次……手腳收縮的強度會在收縮期內逐漸減弱，最後患者終於陷入痙攣的休止期，整個人會鬆垮垮的像癱去的獸。

「好的，治療時間三十五秒，典型大發作。」我看看手錶，宣布痙攣發作的持續時間，並記錄在病歷上。這是重要的數字，下次的治療要不要調整電量，需要依據這次的治療時間跟痙攣樣態來決定。治療結束的患者被推到休息室裡，等候不久之後悠悠醒來。

對於治療效果與機制不甚了解的人來說，眼前的場景可能會讓人想到卡夫卡的《在流放地》裡面的那台「奇妙的機器」。雖然電療機跟卡夫卡筆下那台刑具的複雜結構跟多重齒輪完全不同，但以人工方式通電以誘發大發作痙攣，它那突發且劇烈的表現與小發作或者局部發作不同，特別容易誘發觀看者驚駭的情緒，難免會把這個做法看成處罰的「刑」而非治療的「型」。

有時候我們會把患者搬到手術室裡面，由麻醉科醫師麻醉並麻痺全身肌肉，只留下一條腿部不麻痺，好觀察痙攣的表現。這種情況通常是針對電療或麻醉風險較高的患者而為的程序，例如比較年老或者有其他身體狀況。手術室內的操作，程序上比較費時耗力，但是監控較為完善，萬一真正碰上生理跡象不穩定也可以立即處理。因為裝置不同，所以看不到患者全身抖動、痙攣大發作的激烈狀況，而只有一條腿來顯示痙攣反應。這種做法通常還會伴隨著腦波儀監測，所以也可以由腦波變化判斷是否有足夠時間的痙攣。

有一陣子病房執行電療的病人多了起來，護理長在團隊討論的時候提出質疑，因為電療人數增加，麻醉前後要注意的事情變多，護理人員的負擔也大。「真的要做那麼多電療嗎？」護理長問，語氣略有不悅。

「歹勢啦，這一個禮拜做下來，如果有臨床比較改善的患者，我們就可以減少執行頻率。」主治醫師回答。主治醫師綽號是「老大」，「老大」平常對我們可沒有像對護理長這麼客氣。

事後「老大」跟我討論個案的時候，我連忙跟他報告我覺得哪些患者接下來可以減少電療次數或頻率，這樣護理人員的負擔就可以少一點。彼時，新一代抗精神病藥才剛引入台灣沒多久，或許可以一試。不過那些藥石罔效、反應不佳的精神病人也不知道是否會對新藥有正面的明確反應。如果是自殺意念強烈的憂鬱症患者，就算加量或更換抗憂鬱劑，也得等上幾個禮拜才能確定有沒有效果。我報告到一半，也不免沉吟：在沒有更好的替代療法之前，似乎電療……

「沒關係啦，護理那邊我來處理。既然有適應症，病人的電療就繼續。」「老大」安慰我。

「而且，你想想」，他眼睛在鏡片後透出閃光，看起來有點狡黠：「電療的適應症有這麼多，電又這麼便宜。這應該是最便宜又有效的治療了吧！」

他語氣有著一種毛玻璃般的模糊感，聽起來似乎在支持電療的臨床用途，但又像是句嘲諷。聽了不知道該是點頭稱是還是搖頭苦笑比較好。我們雖然已經距離那個治療虛無主義的十九世紀很遠，但同樣距離治癒精神疾病的應許之地也很遠，現下電療仍是必要的。

我跟「老大」談完，回到病房，吃完早餐的住院病患在病房裡面活動，有些人比較活潑，但大多數的患者仍是退縮在自己的角落。今天有護理系的學生來實習，她們圍成一圈環繞著臨床老師，每個人手上都一個記事板，大家專注且顯得有點緊張地抄寫著老師告訴她們的實習重點。病房會有個活潑的早晨吧！我想。

這時候有個患者走來，跟我說：「醫生，我頭有點痛。」她指著自己的太陽穴。她不是我的患者，不過她的負責醫師早上有門診，由我處理今天早上病房內的大小事。

「好的。你什麼時候開始頭痛？怎麼痛法？」我開始一連串關於頭痛的詢問，這是臨床鑑別診斷的基本功。

「早上做完治療就開始痛，也不很厲害，但就是有點緊繃那樣子。」她神情還算輕鬆，我想的確不是很嚴重的頭痛。但是，「早上做完治療？你早上做什麼治療？」我繼續問。

「電療啊！我的醫師說我每週要做兩次電療。今天早上第四次了。」她睜大眼睛看著我。我忽然發現這就是我早上做電療的那個患者。當時她是躺著，眼睛閉上，所以我認不出來她現在的樣子。不過，也可能不是她姿勢的問題，純粹是我臉盲而已。我感覺有點糗。

「醫生，你可以幫我開藥嗎？」她顯然不知道我腦子裡轉過很多念頭，睜大眼睛問我。

「好的。沒問題。等會兒護理人員會叫你來。」我連忙回答。她對我微微一笑，點個頭，走了。

我回到護理站開藥，順口問旁邊的護理人員：「那個病人診斷是什麼啊？看起來不像是思覺失調症的患者啊。」

「她啊，她是憂鬱症，自殺嘗試失敗被送進來的。」護理同仁回我。

我想到剛剛那患者的那淺淺一笑。那是電的效果嗎？我聳聳肩。誰知道呢？

青春期只是場病

「當然，你也可以這麼想啦：青春期就是一種病。一種發作個幾年就會好的病。」或者反過來說，我們以為是病的東西，也可能是一種停滯的青春期？這個道理我後來才能慢慢體會。

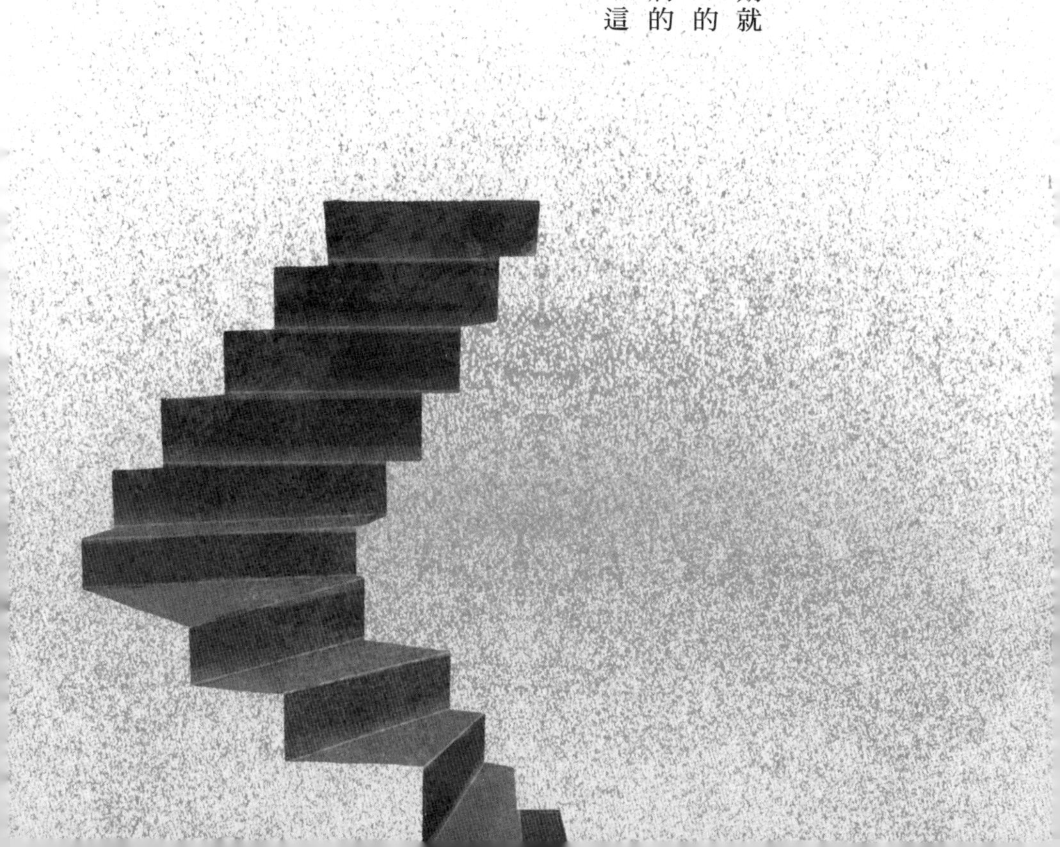

精神醫學的日常，便是在釐清患者告訴我們的體驗、感受、行為是否屬於病態或是正常。以身體為導向的醫學院教育，通常先有解剖學、生理學、生化學這些學問，解說人體巨觀與微觀尺度下的正常結構與運作方式；然後再進入病理學、藥理學，以了解結構或功能變得不正常的時候，問題如何呈現，又要如何介入等等。與此相對的心理學知識，在醫學教育內只佔非常小的一部分。低年級的時候可能有普通心理學，教導學生常態的心理歷程、機轉與生理基礎，但對於說明異常心理狀態的變態或異常心理學，則不是醫學教育的常備課程，那就更不用說精神醫學所使用的，以現象學為基礎的敘述性精神病理學，或者是結合神經科學的精神神經生理學、精神藥理學，抑或是走心理取向的心理治療學了。

這些醫學院沒教的課程，就變成精神科住院醫師訓練時的課程內容，其中最基礎的就是精神病理學。而精神病理學的第一章，通常就在解釋正常與異常的不同定義與分野，而這件事情完全不是表面看來那麼直截了當。

例如說，智力障礙常以智力測驗的成績作為重要的判斷基準。智力測驗的結果，建立在一個假設，也就是人群的智商分布為一個鐘型的高斯曲線。其平均值訂為100，一個標準差為15。由此，130是平均值加上兩個標準差，意味著在一百個普通人常態分布的智力排序是前三名。反向來說，70則是低於平均值兩個標準差，想像中的一百人分布裡排名後三個。一般來說，這兩個數值分別當成是資優與智力障礙的切分點。在數字為基準的區隔下，智力障礙或者資優者都變成了一種「異常」，因為它們都是偏離平均的少數。不過，蛀牙則是另一種異常的範例。蛀牙慣例上被當成病理，屬於需要處理的異常。但是九成以上的人都有過蛀牙，這使得完全沒有蛀牙（也就是所謂的「正常」）其實變成一個較為少見的情況。在此，正常毋寧是一種少見但公認為理想的狀態。因此，正常就有兩種可能的定義（「現下多數人的狀態」或者是「公認為理想的狀態」），而這兩種定義有時候會產生矛盾。

如果把這個正常或異常的分野放到實際的情緒、思考、行為等等外顯表現來看，如何區分正常或異常就更為困難，因為要考慮的常態概念可能因地因時都有不同。住院醫師時期最讓我頭大的一個診斷「潛伏型精神分裂症」，就正好貼切地點出這種難度。

潛伏型精神分裂症是一個古老診斷，但教科書已經不使用這樣說法。如果想像精神分裂症（現在所謂的思覺失調症）是一種逐漸發展的疾病，先有疾病的潛伏期，爾後症狀逐漸明顯起來，那麼潛伏型精神分裂症就是指這個疾病的初期狀態。由於初期症狀通常並不明顯，患者的臨床表現沒有完全爆發以後的思覺失調症患者那麼嚴重。雖說「潛伏型」意味著更嚴重疾病的早期樣貌，但有些人實際上就一直停在這種輕微生病的狀態，不會惡化，甚至可能逐漸改善。這時候「潛伏型」的概念更貼近於「輕微型」，這樣看起來就比較不像是一種病，而更像是當事人的特殊個性。不管怎麼說，潛伏型精神分裂症的患者可能還是可以求學、工作、社交，但是這些輕微症狀會使得患者在他人眼中變成一群比較「不一樣」、比較「怪」的人，例如說有些古怪念頭、不尋常體驗，或者社交上顯得笨拙等等。

由於表現互異且個體差異很大，甲醫師眼中的潛伏型精神分裂症，很可能在乙醫師眼中就是不同的診斷。跟這類的患者相處起來，有時也會讓人感覺困惑，但並不是因為他們過於難以理解。他們再怎麼怪，也不會比那個深信自己腦子被AB151號外星人植入了太空通訊器的思覺失調症患者來得怪；真正讓人覺得困惑的是，潛伏型精神分裂症患者的「怪」，還跟現實情境有點接合，以至於有時候不免讓人覺得，此中所謂的「異常」只是「正常」的某種變化樣貌。例如說阿許。

阿許是我第一年住院醫師照顧的病人，比我小四、五歲。入院診斷是「憂鬱狀態，須排除潛伏型精神分裂症」。阿許出身於一個破碎的家庭，成長的經驗並不好，家人之間的相互支持也差。他青少年期起就開始要打工賺錢，也就放棄了學業，最後草草在某個三流高職畢業。這個高職畢業門檻低，甚至有前輩醫師說過，如果聽到患者原本國中表現還不差，最後卻是這個高職畢業的，就要考慮是否發病以至於無法完成學業要求的可能性，這可是思覺失調症前驅期很常見的情況——認知能力減退，無法維持學業表現。回頭想起來，這些刻板印象難免有一竿子打翻一船人的風險；不過，所謂刻板印象並不完全是錯誤印象，只能說是經驗法則歸納出來的不完美結果。

阿許畢業後，打過幾份工，但都沒法做久，總是沒幾個月就離職了；他被朋友慫恿，用了違禁藥品，結果被警察抓到，有了案底。他對自己深感不滿，對命運也覺得失望，常常反覆思索自己人生到底是哪裡出了問題，但他沒有解答，因此感到絕望，覺得死了也無妨。儘管如此，他並沒有完整的自殺意念與計畫，也只有幾次在手腕上割了淺淺幾刀，想體會疼痛，以確定自己還活著。門診前幾個月，他開始覺得路上行人特別注意他，這讓他感覺不舒服，彷彿這些注視的眼光都提醒著他的猥瑣與自卑。但這些感受並沒有伴隨著更嚴重的憂鬱情緒。

我初次在病房見到他，初步印象就是個不快樂的年輕人，但那種不快樂有種特別的品質，我當時說不上來那是什麼。阿許無法好好敘述自己的不快樂由何而來。住院之後也沒有一般患者常見的排斥與憤怒反應（「我不是精神病人，快放我出去！」）。他給人的感覺總是「有隔」：他儘管表現友善，卻無法有效陳述自己的想法；他儘管憂鬱，卻可以在日常生活互動中表露笑容；但真要他訴說清楚自己的想法，他又反覆在幾個事情上兜圈圈，難以給出更明確的陳述，以至於講話起來每多停頓。這一切表現都是矛盾：那倏忽即逝的微笑後面不是悲傷，而是空洞；他害怕被指指點點的感受背後，不只是自卑，而更像一種直覺的、野獸般的防衛態度，可能就要發展成被害妄想。這種狀態我無以名之，但可以理解門診醫師希望收他入院的目的：搞懂這個人是怎樣的狀態，確認他是否有精神病理，以及如果有，是哪一類的疾病範疇。

這種為了確立診斷而為的住院，照學理來說，可以把患者的原本用藥盡量減少，這樣被認為可以更有效地看出「沒有藥物干擾下的」底層精神現象。逐漸停藥以後，阿許的言語表達似乎比較好些，但依然不太能說清楚他的困擾或憂鬱的緣由。他的心理測驗顯示他智商略低於平均，但他的表達能力似乎比他測驗成績所應該呈現的水平還差一點。他話雖少，敘事與表達能力也不好，言語邏輯倒也沒有真的像思覺失調症患者那樣片片段段。整體來說，他的表現用現有的診斷範疇來看，就是放哪個診斷都有點不典型的樣子，只能非常不專業地說「看起來感覺怪怪的」。最後我只好讓他出院，轉回門診，又追蹤了一段時間。

臨床上常有這種放到哪個診斷格子都覺得不貼切的情況，這種困窘要到後來我去兒童青少年精神科（我們習慣稱為「兒心」）受訓時才有另一番理解。兒童青少年精神科比起成人精神科，更著重個體發展對於身心反應的影響，因此對於行為與情緒更採用心智發展的角度去理解和介入。有一次和兒心的主治醫師討論某個青少年患者的情緒困擾，我糾結於這到底是種病態還是常態，主治醫師問我：「你為什麼那麼在意這個區別啊？整個青少年階段所經歷的認同混淆與追尋、情緒澎湃與努力控制的兩面對立、思考還沒有完備卻開始要應付成人世界的挑戰與挫敗，這些成長歷程都是很艱難的，有時候他們的表現看似異常，但卻又是發展中必要的。」他這時微微低頭，眼睛由厚厚的鏡片上面乜視著我，繼續說：「當然，你也可以這麼想啦：青春期就是一種病。一種發作個幾年就會好的病。」

或者反過來說，我們以為是病的東西，也可能是一種停滯的青春期？這個道理我後來才能慢慢體會。我有時候想起阿許，想起我對他的第一句描述——「就是個不快樂的年輕人」，正是他最適切的診斷，而不是什麼潛伏型精神分裂症之類的。並不是說診斷不重要，而是說診斷既然是幫助我們理解患者的一種方式，也許也可以並存著另一種理解方式。

有時候我會想，阿許現在是個中年人了，他還是一樣不快樂嗎？還是一樣迷惘、一樣懷疑著別人對他說三道四，甚至可能不利於他嗎？還是他度過了那段惶惑的青春期，終於跟這個世界妥協了嗎？

前兩年碰到以前的同事，他聊天之間忽然想到什麼，於是跟我說：「你還記得以前有個患者阿許嗎？」

「記得啊，怎麼了嗎？」

「你絕對想不到我前陣子在哪裡碰到他。」

「哪裡？」我好奇地問。

「我前陣子去了某某監獄看診，結果他在那裡待著。他居然認出我，還跟我問起你。」

「啊！……」我訝異地說，可是不知道該怎麼接話下去。一時間，我們兩個都沉默了。

背後排隊的靈魂

《侯文詠短篇小說集》有一篇文章，篇名是〈死亡之歌〉，裡面提到一個精神科病人跟他說過：每個醫生後面，都跟著一排靈魂。這些靈魂抱憾而終，死了以後也會跟著醫生。好醫生看得見，壞醫生就看不見。

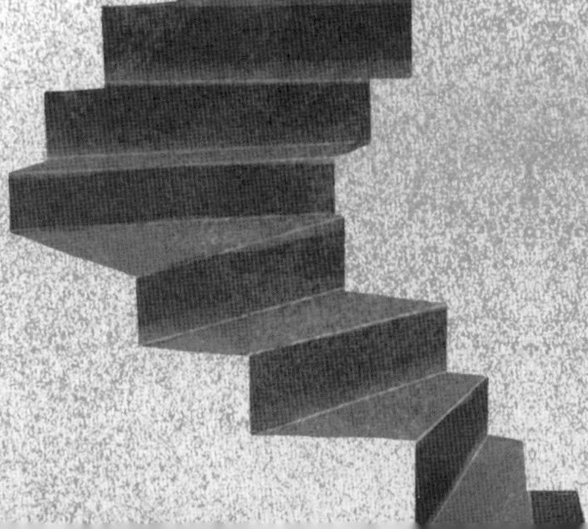

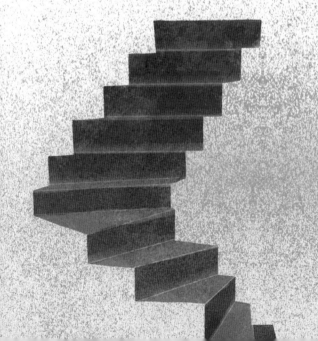

《侯文詠短篇小說集》有一篇文章，篇名是〈死亡之歌〉，裡面提到一個精神科病人跟他說過：每個醫生後面，都跟著一排靈魂。這些靈魂抱憾而終，死了以後也會跟著醫生。好醫生看得見，壞醫生就看不見。

故事裡，這個病人本身是個腎臟科醫師，算是個好醫師，因為他可以看見自己身後排隊的靈魂。故事本身藉著這個醫師轉病人的敘述，說明醫師想要窮盡己力、救治天下病痛的理想與使命，本身就是一種瘋狂，會形成令人窒息的壓力。故事裡這個醫師病人最終是上吊自殺了，而聆聽這些靈魂絮語的作者，卻開始「掉進無限恐懼的深淵了」。

對這本短篇故事集其他故事的印象都逐漸消散了，唯有這個意象在我心中縈繞不去。

對於腎臟科醫師來說，那些排隊的靈魂大抵是腎臟病、糖尿病、紅斑性狼瘡等等會導致洗腎或死亡的情況；而對於精神科醫師來說，背後排隊的靈魂則多半是自殺或意外而死的各式精神病患。一開始入行的時候，外人會說：「精神科也有好處啦，至少精神病死不了人，照顧的壓力也比較少。」這句話其實只有部分的真實。不管是較脫離現實的精神病，或者是較為輕微的精神官能症乃至於調適障礙，精神疾病本身的確不會導致基本生理機能（例如呼吸、心跳、消化）的終止，只會造成功能的減損以及主觀上的痛苦。然而「精神科不死人」這個看法是個絕對的錯誤。以重大精神病來說，平均餘命還是比一般族群來得短；就連精神科醫師這個治療者族群，統計起來也比一般醫師的平均餘命來得短。

許多提早死亡的原因是意外或者自殺。如果把患者自殺說成是精神科醫師容易碰到的創傷事件（或者說職業傷害？），應該並不為過。每個精神科醫師背後排隊的靈魂，都有不少是自殺的靈魂。

我過去的執業時間加起來總共十年，說來不算很長。儘管如此，我背後還是有一些排隊的靈魂。這些靈魂的面目很多我已經記不清楚，很多在他們在世的時候也只是萍水相逢，不知道他們就算有遺憾也該不該掛在我頭上。然而，只要我還記得，那就是我的帳了。記憶可以是甜美的封存，也可以是遺憾的刻痕。

我印象中最後一個照顧過的死去患者，其實只在門診見過兩次。一個憂鬱的老者，由其他醫師門診那邊轉來我的門診。我原本以為只是因為他原來的醫師離職了，所以來看我，由於先前已經有一段時間的治療，因此第一次我看診只是進行複診該有的基本評估、給藥，然後預約回診。第二次診療，他的憂鬱症狀更明顯了，我建議他住院調整藥物，一方面是擔心他自傷自殺的風險，另一方面我也希望治療團隊更深入了解他整體的生活狀況與家庭功能。畢竟門診時段每個人都只分配到五分鐘或更少，能做的非常有限。他點頭，禮貌地說他回去想想，我於是縮短回診時間，希望更密集地追蹤他的情況，並且強調住院是一個必要的考慮。

在此岔題一下。我出國念書的時候，認識了舊金山總醫院的精神科主任，他說他一個早上的門診是八個患者，最多約到十個。我說我在台灣一個早上可以看到四、五十個，所以門診常常超時。他不禁咋舌稱奇，問我要怎麼看。我當時講了一個現在想起來還是很貼切的比喻：「人數太多或者時間有限，就把每個門診都當成急診檢傷來看。」理想上的詳細診療跟急診檢傷的不同之處，在於後者有明顯的時間與資源限制，因此重點在於確認幾個致命的緊急狀態是否存在，至於其他細節，都可以慢慢處理。把門診看成檢傷診，可以在短時間裡面大量處理患者，但是我們對患者所知甚少，只能把徹底理解病人這件事情不斷延遲，或者一點點地分期完成。

門診的「等待三小時，看診三分鐘」狀況已經是老毛病，此處就不討論了。但對於像我這種臉盲傾向的醫師來說，除非看得夠久、夠多次的病人，不然根本都想不起來到底見過了沒。我當時一週有四個門診，意思是我一個禮拜要看接近兩百個病人，看過就忘其實是保存腦力的必要辦法，不然我還要應付住院病人、照會病人、急診病人……。

回到原本的故事。一個月後，這個患者又來掛號。我點開電腦紀錄，一邊看紀錄，一邊順口問道：「你這次晚來了呀，應該是三個禮拜前就要來吧。咦，這樣你藥夠吃嗎？……最近怎麼樣？」然後把視線調回病人身上。

那個「患者」開口說：「醫生你好，我不是病人，我是他兒子。」

我吃了一驚，連忙道歉：「不好意思搞錯了，你是來幫爸爸拿藥的嗎？」

病人兒子並沒有惱怒的神色，他開口，緩慢地說：「我是來要一份診斷書的，我爸爸前幾天過世了。」

他這麼沉靜，反而讓我更驚訝了：「怎麼回事？」

「就有一天趁我們出門工作之後，在家上吊了。我們回來的時候，人都硬了。」兒子繼續平靜地說，像是敘述極為平淡的事情，像是冰島雷克雅維克的某家咖啡廳關門了。他的句子裡面沒有「他」或「父親」，只有「人」。屍僵了的人，「都硬了」。

我忘了那天怎麼看完門診的，必定因為那經驗過於尷尬，我的記憶也自動抹去細節了。然而我還記得更早之前的那些曾經貼近我的生命，在我無法看守的時刻由高空墜落或者關上門窗燒一爐炭火而離去。相較於最後這位的短暫接觸，那些生命的消失更令我難以釋懷。畢竟是我治療一段時間的患者，他們的死去也意味著我某部分努力的死去。誰能知道這份工作就是要這樣不斷且不時地面對自己的死去？然後我們還要扛著這些死亡，繼續活下去，服務其他人。

王國醫院的第二年，我負責的住院病人趁著外出的機會，挑了一個大家不注意的時刻從高處跳下，死了。那是我第一個住院期間自殺死亡的患者。那年我二十五歲。我還記得慌亂、哀傷、憤怒、自我懷疑全部揉在一起的感覺，然而當下我不能嘶喊也不能流淚，因為還有遺族要照顧。當下所謂專業的表現是把自己先放著，冷靜地思考目前情境下除了我以外，誰最需要被照顧，還有需要怎樣的照顧？所以優先順位應該是遺族的急性期哀傷輔導，我需要的是在遺族出現之前，把自己整理好，然後迎接他們的各種可能的反應。我需要提醒自己把肩膀鬆下來，深吸一口氣，把自己的情緒放空，好去接納他們的情緒，要聆聽、安撫、承接責難，適度解釋但不要過度防禦。當年還不是醫病關係緊繃，動輒興訟的時代，所以還不需要煩惱家屬找來律師究責，提出告訴（但不表示沒有這種事情發生過）。儘管如此，一切並沒有比較好過。

遺族來醫院辦理出院手續時，我請他們坐下來一起聊聊。首先我詢問事發的經過，然後詢問每個家庭成員的感受。有些還在震驚中，無法言語；有些則是懊惱，責備沒有好好看住患者；有些則是質疑同意外出的決定是否恰當？這些都是預先想到的可能反應，但實際上我要回應還是非常耗神，幾近內傷：

對於震驚的家人，要安靜等待、專心聆聽；對於懊惱的家人，要紓解他們的自責；對於責難的家屬，要說明當時同意的理由以及風險的難以避免。我想像自己是個高彈力的情緒海綿，吸收著他們的負面情緒，承載親人死去的悲傷重量，並且提供他們由情緒谷底升起所需要的韌性與彈力。

提供遺族心理支持以後，我還要照顧同事的情緒。負責該病人的主責護士跟我一樣難受，我也需要詢問並聆聽她的感受。比較不同的是，由於同為治療團隊，所以責難的部分少了，但自我懷疑的部分多了。我們不免在宣洩情緒與分享挫敗的同時發問：我們同意外出的時機是否合宜？患者有沒有透露出我們需要警覺的訊息？我們是否錯失了什麼事情導致了這場悲劇？如果再來一次，我們會不會有機會在哪個時刻叫停，防止這一切發生？這樣的自我質疑讓我們不停詢問自己。就算現在不這麼樣自我詢問，日後的個案傷病死亡檢討會還是會被這樣詢問。這些問題的確有助於日後行政流程與臨床決策的警覺性，但在事發當下，每個問題都是重重捶在我們自尊與靈魂的打擊。

就算我們捫心自問，上述這些問題我們都「應注意也已注意」，但心裡面的愧疚與遺憾並不會因此少一點，多年後回頭想起，那些感受依然恍如昨天，只是現在隔了一片磨砂的時光玻璃，心情比較承受得住。我不知道一開始做沒多久就離職的同事是否做出了睿智的選擇，但當我第二年受訓時碰上這麼衝擊的事情時，我也沒有因此想要離開。

現在回頭想，這份工作讓我與這麼多特殊且脆弱的生命接觸，但也讓我承受可能失去他們的衝擊與感傷。這到底是不是一種合宜且健康的理解生命的方式，我迄今不能理解，但這的確會讓人培養出一種獨特生命觀。村上春樹曾經在作品裡面提到：死不是生的對立面，而是生的一部分存在。我大學時讀《挪威的森林》，還不能理解這句話。這些年來，經歷過患者與親友的多次死亡之後，我慢慢地可以理解這道理。因為活著或死去而衍生的情感，不管是令人舒服或者令人難受的，都是人間的一部分。那些死去的、排隊在我背後的靈魂，都成為我活下去的一部分。當不能理解的時候，不要驚恐，就接受他們吧。

今年我已經五十歲了。我看著我身後逐漸排隊累積的靈魂，也逐漸習慣他們的陪伴，還可以不時跟他們交換這些心得。侯文詠小說裡面的醫師病人最終是因為無法面對那些靈魂而上吊了，我還沒有上吊，也許是因為我選擇了轉身面對他們，不讓這些靈魂只能跟在我後面排隊。畢竟我終究也會在某一天死去，加入他們的行伍，如此而已。

病房那扇門

精神科病房則是另一個具有門禁的醫療單位，但那扇門的存在除了保護病人之外，也同時具有防止他人危險的功能。就方向性來說，加護病房的門防止的是外面的威脅跑進來；精神科病房的門，往往防止的是裡面的人跑出去。意圖防止的方向不同，造就了精神科病房的門具備了某種特殊的象徵意義。

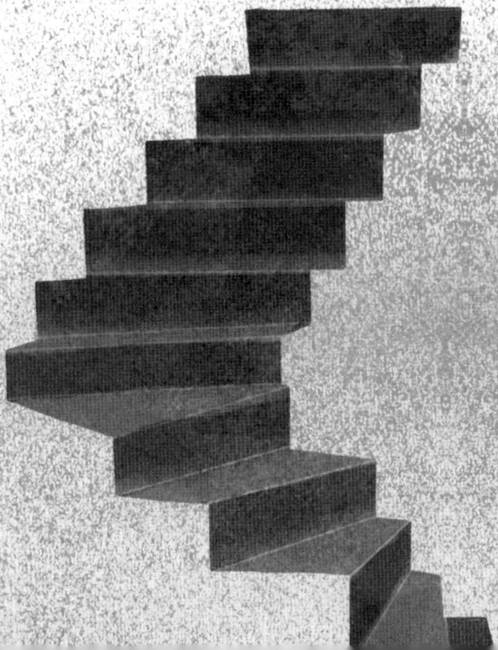

若要挑一個精神科病房最明顯的特徵，那大概就是那扇關著的門了。大概只有兩種病房有常設門禁：一種是加護病房，另一種就是精神科病房。但是這兩個地方的門有著不同的意思：加護病房的門是保護性的。因為裡面的患者通常症狀嚴重、抵抗力差、生命垂危，缺乏門禁的環境意味著難以管控的感染風險或者探病家屬的無謂侵擾，所以設下門禁，限制家屬探望時間，都是基於保護患者的考慮。

精神科病房則是另一個具有門禁的醫療單位，但那扇門的存在除了保護病人之外，也同時具有防止他人危險的功能。就方向性來說，加護病房的門防止的是外面的威脅跑進來；精神科病房的門，往往防止的是裡面的人跑出去。意圖防止的方向不同，造就了精神科病房的門具備了某種特殊的象徵意義。

一個顯而易見的意義是自我或他人安全維持的考量。會住到封閉式病房的精神病人，通常是症狀嚴重、傷人或自傷風險高的患者，嚴重精神病患的特徵往往包括脫離現實的思考與行為，明顯地影響到他們的人際與社會生活。例如先前提到的那個懷疑隔壁要害他因而計畫潑硫酸報復的患者；或者因酒癮多年產生忌妒妄想，懷疑妻子偷人而出手打人的暴怒男子；又或者，因為嚴重憂鬱症而滋生自盡念頭，被家人送來治療，並保護她的生命安全等等。這些都是封閉式病房住院的典型患者。

儘管門區隔了內外，但是精神科病房的門並不是滴水不漏的。除非有特殊規定，家屬通常只需在探病時間內在門口登記，負責開門的人員（在王國醫院是書記先生，到外面醫院則是通稱「大哥」的照護員）就會開門，讓家屬進去。

王國醫院的大門只有一道厚鐵門，所以打開到關上這短短幾秒間就是病房守護罩唯一的短暫破綻。曾經有患者不停在門口邊逡巡徘徊，等到門一開就想辦法衝出去，結果是大夥兒全數跑出去把他抓回來，過程中大呼小叫的，非常累人。後來開門前，門裡面的工作同仁就會確認附近無人，避免類似的情況再度發生。

後來我到了海邊卡夫卡醫院，那邊的門戶設計上有考慮到這種狀況，就會出現兩道門的入口。外人先進入外門之後，把門鎖上，這時候才打開通往病房的內門。這樣子就算患者暴衝，也會被外門卡住，出不去。但是那兩道門中間的空間，就成為內外交接的幽微地帶，非常有人類學的意涵，具備了兩種不同性質（正常與異常；自由與拘禁；沒病與有病；探視與被探視等等）辯證交會的張力，簡直就是空間詩學的具體呈現。

我第一年住院醫師的時候常常坐在護理站裡面寫病歷，看著門邊晃來晃去的患者，心裡想著這些事情。偶爾碰上那些缺乏病識感，完全不想住院的患者衝門（衝撞大門的意思），也會嘆口氣，然後找人出去把那個患者帶走，必要時還得送進保護室，針藥伺候。多次住院的患者通常就不會出現衝門的情況，但對於還抗拒住院的患者，衝門就是常有的情形。這也是為何精神科病房的大門通常都是特別厚的鐵門，因為有些患者衝門的勁兒，不是一般人可以想像的。

印象中有一次醫院接到了他院的請求，希望我們能收治一個思覺失調症患者。同事聽到這個患者的名字之後，就說：「這個人我好像聽過……他是不是當時住某某醫院，在衝門的時候把病房大門踹出一個鞋印的那個患者啊？」

彼時還沒有周星馳的電影《功夫》，但是那個一腳在鋼鐵大門踢出鞋印的影像非常鮮明，後來我看到電影裡面的如來神掌印，總覺得似曾相識。那個影像到底是描繪瘋狂暴力的狂野，還是渴望自由的意志呢？我看到病房內的住院患者走到門邊，看了一眼，然後又沉默地轉身走回去的姿態，不免有時候也會在心底喟嘆一下：這些退縮自閉的患者，如果能夠更有精力一點，更願意挑戰一下，會不會更好呢？所有的限制都等待被打破，所有封閉性病房都等待患者脫繭而出啊！但是，有時候我也可能出現完全相反的念頭：「何必呢？」那外面是更大的人吃人牢籠，此處好歹是刻意維持的友善環境。

急性病房的目的並不是單純的收容，而是希望積極介入治療，讓患者入院的問題解決，可以重新恢復社會生活。門的存在因此有著另一個層面的象徵意義：門意味著給定患者一個外加的活動範圍；用專業術語來解釋，就是一個治療性環境的結構。這個結構不僅呈現在門的存在，也體現在病房常規的活動時間表。

精神病人（尤其是思覺失調症患者）因為長期疾病帶來的負性症狀影響，會表現出對外界漠不關心、情感平淡、語言變少，甚至是缺乏邏輯等等情況，如果不給予外在約束跟規範，表現出來的樣子就會是一般人口中的「懶散」。

結構性生活就是在住院這段時間裡面，規律化他們的生活起居，用各種勸導方式，帶領患者進行各類活動：起床，做早操，吃早餐，吃藥，讀報討論，做手工或者各類職業活動，然後看書聽音樂，固定時間可以看新聞，然後吃午餐，吃藥，小憩一下，參加團體心理治療，分享生病與治療經驗，然後晚餐，吃藥，看電視，吃藥，準備睡覺。

剛入行的我還沒念過社會學討論的「全控機構」，所以並沒有這方面的聯想。嚴格來說，急性病房因為住院日數不長，無以養成住民全新的自我身分以符合機制所需，所以也稱不上是全控機構。但這種機構化的生活規律，就連當年的我也不免忖度到底可以對應到怎樣的社會生活。更明白說：患者就算出院後帶走了這種規律的生活習慣與條理，那就真的可以回歸社會而不受責難與挑戰嗎？我當然不會天真地這樣以為，事實上大部分的慢性患者還是需要持續性的門診或者住院治療，某些人也可能過渡到日間留院這種一半住院、一半自由的狀態。彼時精神疾病患者可以選擇的復健機構或者過渡體制不多，僅有少數的中途之家，讓他們在重回社會找尋工作的過程中棲身度日，大多數患者還是回歸家庭和社區，儘管那是個已經情緒泛流、五味雜陳的地方。

從這個角度來說，精神科病房的那扇門某種程度也區隔了真正的、多重可能的社會生活面貌與重構的、規格化的虛擬社會生活教育的差異。換句話說，病房內提供的是一種模仿物，複製了（想像中且機構可以允許的）社會情境與訓練，期許的是這些患者在因病而不能為的社會經驗可以因此得以延續。然而實際上的情況往往比這種預期更為艱難。這樣想的時候，門的有無也就不那麼要緊了。儘管外面的社會沒有這扇鐵門，但有更多扇會在你面前關上的門。

數年之後，我到了海邊的卡夫卡醫院擔任主治醫師。卡夫卡醫院是間慢性病房為主的醫院，裡面居住的大多是發病多年、治療反應不佳、症狀持續、功能嚴重減退的慢性病患。慢性病房雖然具有治療功能，但實質上因為這些人病情持續，家屬也不願接受他們回去，醫院反而是這些人唯一可以待下來的地方。因為患者住院許久，跟工作人員也混得很熟。有一次某個不擅言辭的慢性病人不知道觸犯了什麼細瑣的病房規矩，跟病房大哥爭執起來。這種口角在病房日常生活中十分常見，一般也不用特別介入，通常有一方咕咕噥噥地離開現場，爭執也就結束。不過這次大哥顯然很不高興，那女病人口中兀自喃喃自語唸個不停，聽起來好像是吵著要回家。

慢性病房的病人常有「我要回家」的抱怨，但這抱怨常常就只是填補對話當中的空白，並不見得有真切的語意。例如來討菸抽的時候說：「我要拿菸。」遞給她時，患者就接著說：「我要回家了。」這句話就像是「謝了」一樣。聽話者不回應，發話者也不會重複，只會拿了菸到吸菸區去。每個人都知道：這些病人在病房都待了好幾年，真要可以回家，他們早回家了。「我要回家」聽起來雖有些感傷，但久了也就知道這些都是無從回應的發語詞。

然而這次大哥是認真回應這位病人的「我要回家」訴求。他打開內門，示意病人可以出去。這時候病人反而猶豫起來了，身子開始移動像是要遠離那扇門。大哥牽著她的手，拉她向外走：「你不是要回家嗎？現在讓你回家啊！」那病人也許嚇到了，反而想縮回病房裡面去。大哥順勢開了外門。「出去啊！你不是一直想回家？你可以出去了。」大哥略為生氣地說，用雙手把她推到病房外面。

那女病人站在病房外面，整個愣住了，像是不敢置信她居然被允許離開住了好幾年的病房。這個患者平常眼神渙散，動作呆滯，言詞簡單但重複，是很典型的慢性思覺失調症患者的樣貌。但是在那一刻，她被放在了一個難以預期的位置——從來只有在門的裡面那一側的，但她現在被拉到門的另外那一側，被告知可以離開了。我彷彿看到她的空白眼神裡面轉過千百種想法——但這只是我自己的投射。那女患者其實只是呆立在門口外面，時間一點一滴地流逝過去……

突然間，她從外面猛力地拉扯著門把：「讓我進去啊……進去！」鐵門被她拉得「哐啷哐啷」地響，她的臉部肌肉因為緊張而扭曲，那是慢性病患少有的表情。我見狀連忙大叫：「大哥，讓她進來！你嚇到她了！」大哥掏出鑰匙，打開內外門，那病人立刻衝進來，坐在內門旁邊的地上喘氣。「大哥，以後別這樣。你明知道她不會這樣就出院的，你這樣只會嚇到她啦！」我說。

照護員不好意思，摸摸頭：「我只是嫌她吵出院太煩，逗她一下。不是真的就讓她出院啦。」

「既然不是，那就不要用出院這件事情逗弄她。」我眼睛望著病人。她喘息已歇，自己又站起來晃到病房的另一端，臉上恢復了平淡的神情，好像剛剛的事情沒發生過。

照護員大哥說：「這些病人住這裡那麼久，真要出院也不能適應啦。」

「沒錯啊，但是用這樣的事情開玩笑並不好。」我說：「而且……」

「陳醫師，而且什麼？」照護員大哥聽我沒講完話，繼續問。

「沒什麼。你先去忙吧。」我揮揮手。

我沒講完的話其實是「而且真正關住她的，也不是這兩扇門。」不過這句話我想到也覺得太沉痛，竟沒有勇氣把話說完。

忘了我是誰

個案聽完我的問題，大大的眼睛看著我，沉默了一下，開口說：「我還是不知道我自己是誰。這兩個人說是我的父母，對我也不錯，我想跟他們回去應該也行吧。」這不是我預期的答案，但是我居然當下也沒有可以反駁的理由。

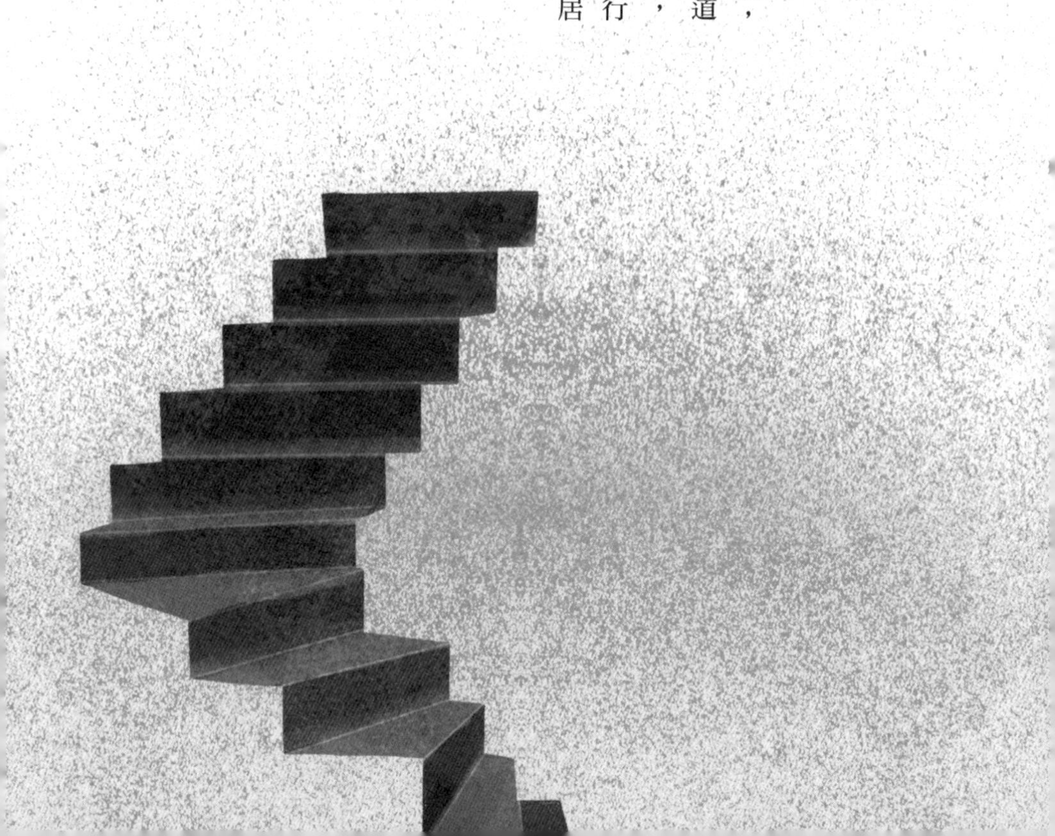

如果不把臨床所見都扁平化成醫學問題的話，病房門診內內外外的許多議題其實都是靈魂拷問，例如妄想症患者跟你辯論為什麼我們的想法是「正常」的，而他的想法不是「正常」的？或者，被救回來的自殺嘗試者問你：為什麼自殺不能是一個人的自主選擇？又或者，解離症的患者問你：我是誰？

就醫學定義來說，解離是指個體經驗到自己身分、記憶、思考、情緒、感受、行動，與周遭環境的連結產生斷裂的情況。這些定義「我」的各種面向原本應該連續且整合地存在著，但在解離的過程中，卻開始斷裂崩解。所謂「我」這個身分認同，是在成長的過程中被逐漸標定並納入某種系統性的存在的。例如小孩子被爸媽叫著某個名字（例如「阿元」），他就逐漸接受了這個名字是跟自己連在一起的，其他的稱呼如「阿遠」就不是自己。其他如個人的經驗、記憶，也都是自我標定的一部分，其效應會呈現在日後「我」對於外界事物的反應上。例如我在南部城市長大的經驗，就會成為我思考網路上「戰南北」爭議的基礎。至於每天不停接受的感官刺激或者隨之而生的活動反應，則更是我作為個體，與環境互動，且保持一定熟悉度與新鮮感的必要成分。我是誰？我是這一切的整體。如果這一切不能成為整體了，怎麼辦呢？我還能是原來那個「我」嗎？我如果不是那個還是整體的我，我又是誰了呢？

這就是解離症的基本問題，但臨床上，解離症可能只出現在記憶面向（解離性失憶症）、自我感（去人格症）、與環境的熟悉感（去真實症），但也可能是更全面的、與先前整個「人格」都不同的解離性身分症，或者說「多重人格」。

一般人日常生活並不乏「忘記」這種狀況，年紀大的人尤其容易有這種症頭。如果頻繁出現，或者牽涉廣泛，那當事人多半會感覺不對勁而緊張起來，這時候會去求醫，擔心自己是不是失智症之類的。這也是「我」的一部分，只不過是一個擔心自己是不是哪裡出錯了的「我」。解離症雖然也有「忘記」的症頭，卻往往沒有這種對於遺忘的焦慮感。某個程度來說，他們可能連自己會忘事這件事情都「忘了」，或者換句話說，他們失去了一般人會有的、對於遺忘與焦慮的連結。

所以說，這些連結是不是讓「我」得以安定的關鍵因素呢？沒有穩定的連結，「我」就不可能成為運作順暢的系統嗎？我第一次開始思考這個問題，是碰上了那個解離症患者的時候。

那是個年輕女子，跟父親劇烈爭吵後服用鎮定劑，被送到急診洗胃。通常只要確認服用的鎮定劑沒有到達致命劑量，這種患者洗完胃，睡個長覺，身體不會有大礙。急診的慣例是把所有自殺嘗試的患者都照會精神科，精神科評估的重點在於可能存在的精神病理與再次自殺自傷的風險，如果風險不大，也就約個門診，繼續在門診追蹤。如果風險高，那就要考慮住院。這個流程運作已久，道理也直截了當。

不過這個患者有點不同。

在急診睡了長長的一覺之後，人也清醒了，這患者終於可以接受評估。不過當急診照會的精神科醫師過去看她的時候，只見她身旁的父母親焦急地跟醫師說：「醫師，這是怎麼回事？我小孩認不出我們來了！」

通常「認不出」的對象可能有人、時、地。這三種裡面最容易搞不清楚的是時間，因為人的時間感往往是粗略模糊，需要多重環境線索來綜合判斷的：沒有手錶或時鐘，絕大多數的人都很難清楚地報時。所謂精確的時間感，其實是非常晚近的一種身體感受。然而要忘掉常見的人，其實非常不容易。所以當照會醫師聽到爸爸抱怨患者認不出他的時候，不免會順便檢查患者是否可以說出當下時間與所在地點。

結果這兩個部分患者都說對了。可是這不對啊，這不是一般定向感缺損的樣貌。比較容易忘掉的認得清楚，最不容易忘掉的部分反而忘掉，這很難不想到兩種可能：一種是刻意說錯，另一種就是對人的辨識能力被某種當事人的無意識抑制掉了。更糟糕的是，當被照會醫師問到她的身分時，患者一臉茫然地說：「我也不知道我是誰。」至於怎麼來到急診的過程與原因、自己的身家狀況、年齡工作等等，也全然不知，好像她過去人生都是一片空白似的。儘管如此，患者倒是饒富趣味地帶著剛睡醒的好精神，盯著焦急的爸媽跟困惑的照會醫師，一副全沒我事的看好戲表情。

因為難以區分這種失憶的性質，所以就乾脆收這個患者進來住院了，於是她變成我照顧的患者。我的工作就變成弄清楚這到底是真忘還是假忘。如果是假的，她為何要掩飾偽裝；如果是真的，那是哪種機制讓她忘記，以及要如何讓她記得。

這個任務說來非常直接了當，但是實際上非常難以區分。這個患者住院後並沒有服藥，只有安排很多檢查去排除實質腦部傷害的可能：除了常規的抽血之外，還有腦影像、腦波、心理檢測等等。這些檢查結果全都是正常的。既然沒有證據支持腦傷，那麼就只能想非腦傷因素的失憶可能了。

這個面容清秀、皮膚白皙的女子還是個大學生，是家裡的獨生女。平常個性並沒有特別突出的地方，父母的評語都是「那種很平常的小孩啊，也不是愛鬧脾氣或者情緒激動的人」。成長過程中雖然跟父母都有意見不合而爭吵過，但並沒有重大的激烈衝突。在父親眼中，這次爭端，只是為了學校社團旅行的小（都鬧成這樣了還算小嗎？）事情，沒想到女兒就生氣地偷拿了母親的安眠藥吃了好幾顆。雖然她吃藥的事情沒多久就被發現，但誰也沒想到洗胃以後會洗到家人都認不出來。不僅是爸爸，連媽媽也都不認得了。

「這可怎麼辦啊，事發都快一個禮拜了，她還是不記得我們。」有一天我去看患者與陪病的媽媽，跟他們解釋目前各類檢查都沒有異狀，媽媽立刻表示患者的記性還是沒有恢復，眼神示意我還有什麼可以「治療」的東西。我暗暗叫苦，看著患者。她沒有表情，彷彿那個憂心忡忡的人跟她並沒有任何關係。

彼時治療團隊已經越來越傾向於將診斷放在解離症這個光譜上，但是我還是忍不住懷疑，跟某學長討論：「學長，假設真的是解離，那失去的記憶，連帶自己的身分，會永遠地失去嗎？」

「那不就是遁走了嗎？」學長所謂的遁走（fugue）是一種持續性遺忘自己身分的狀態，患者可能就莫名地離開了家鄉，四處遊蕩，然後用一個新的身分重新生活。我當時雖然聽過這個診斷名稱，但從來沒看過這樣的患者，所以連想都沒想過。

「雖然書上說這種解離性的記憶喪失跟重大創傷經驗有關，可是我怎麼問也不覺得父母敘述中那天的衝突情節會導致重大創傷的那種程度，就算加上安眠藥藥物的失憶效果，感覺上也兜不起來啊。」我搖搖頭，還是搞不清楚。

「是啊，我們也很難排除一種可能，就是當事人其實慢慢恢復了記憶，但是為著某些原因，不想告訴別人自己已經記起來了吧。這樣說起來，一開始的失憶也許是真的，現在的失憶，誰知道是真的還是假的。」學長眼神望向遠方：「畢竟，記憶這種東西，也要她本人願意打開，我們才會知道吧。記憶是個奇妙的盒子，而且還常是個潘朵拉的盒子。」

「也是。」作為治療者，我當時只想著要怎麼增加跟患者的互信關係，來確認目前她是否已經恢復記憶。

接下來幾天，我詢問父母親對個案的觀察，並請他們比較目前這個「女兒」跟過去那個女兒有什麼個性的差別。媽媽說：「我覺得她比以往安靜。」

「你會覺得她有憂鬱低落的情緒嗎？」我想要排除憂鬱症的可能性。

「也沒有，就是比較不愛講話，我給她的飯菜水果，她就安靜地接受。以往她還會挑嘴的，現在幾乎都吃了。」

我轉頭問爸爸，他搔搔頭說：「我說不上來，也許比較……內向的感覺。」

我無從判斷現在的患者個性是不是跟以往的個性足以差異到可以區辨出是不同「人格」，於是安排了一個人格測驗，也希望多跟父母親聊聊，把此次住院前的個案個性更掌握清楚。不過隔天患者爸爸就說他們想幫她辦出院了。

「只要確定腦子沒有受傷就好。」爸爸此時放下威嚴的表情，慈愛地握著女兒的手，患者也不抗拒，就讓爸爸握著。

我心想這段時日以來，既沒有觀察到任何幻覺妄想，也沒有焦慮憂鬱，檢查也都正常，實在沒有理由繼續把病人挽留在病房。倘若真要觀察記憶是否恢復，回到門診繼續觀察也就是了。我於是把患者請到會談室，詢問她「回家」以後的打算。橫豎都是要出院了，我想她如果記起了自己的身分跟父母，也沒必要繼續瞞著我吧（當然這也是我自己的期待與幻想，她也可能覺得那又何必跟我吐露真實）；如果真的還沒記得，她自己對於跟一對自稱是她父母的人回家，也應該感覺突兀吧。

個案聽完我的問題，大大的眼睛看著我，沉默了一下，開口說：「我還是不知道我自己是誰。這兩個人說是我的父母，對我也不錯，我想跟他們回去應該也行吧。」這不是我預期的答案，但是我居然當下也沒有可以反駁的理由。

她出院以後，再也沒有回到門診，當然也沒去接受預約的人格測驗。我雖然不能說這個結果令我意外，但也就無從知道她是否真的想起來自己是誰。事後我又碰到學長，跟他講起這個個案出院前的狀態。學長驚訝地說：「所以她不像教科書上說的那種多重人格啊？」

「我沒看過多重人格，不過在有限的住院觀察時間裡面，她的確沒有什麼A、B、C之類的人格之間換來換去的狀況。真要說起來，她比較像是A人格就變成了A'人格，跟原來人格有點像但也不太一樣，只是不知道會不會回來原本的A人格。」我說。

「那還真有趣。真可惜不知道後來怎麼了。」

「是啊。不知道後來怎麼了。」

雖然這個患者住院時間並不長，但是過了很多年，我還是會想起來這個患者。在日後我的職業與個人生涯裡，我慢慢地更深刻地體會人與人、人與物之間的連結對於建立自我感的重要性，但也開始體會到這種連結的不穩定與斷裂的尋常性。越來越多的臨床發現指出，自我感、身分認同與記憶的斷裂，往往與先前的創傷相關；而且短暫解離的現象，頗為普遍地出現在許多人的日常生活當中。因此，區分出正常可接受和異常需介入的解離，變成了另一個麻煩的議題。當年雖然我知道創傷扮演的角色，但並沒有足夠的時間找出那個創傷因素。回過頭來說，創傷跟解離一樣，是個滑溜溜的概念。哪一個人生命中沒有受過創傷？當創傷的定義不在於客觀的嚴重度，而在乎主觀的強烈感，創傷就注定包括了一部分日常處境或遭遇。創傷既是日常的一部分，那麼我們都可能成為解離者，在我與非我之間擺盪。「忘了我是誰」聽起來頗為嚴重，但是「我是誰」這個問題又如此難以解答。萬一真的忘了，又如何？

這個個案的選擇是：那就繼續過下去吧。

她後來的出院診斷還是放在解離症，但是沒有特別標示類型。她短暫的住院並沒有讓我更能理解她。不過這也許不是她最需要的。日子總要過下去，知道我是誰或者不知道，都可能有一種生活的方法。日後我終於對某個個案下了遁走的診斷，不過那又是另一段故事了。

打個藥來說說話

急診找我們去看一個慢性思覺失調症患者，說是在家跟家人吵架之後就說不出話來，只能發出混濁的喉音，到醫院途中甚至眼睛緊閉，再也不說話，對疼痛也無反應了。急診以為是中風了，便照會神經科醫師排除這個可能，但是皆無所獲。神經科醫師因此建議急診科照會精神科，因為「這病人的問題不是腦子本身，是腦子裡面轉的念頭」。

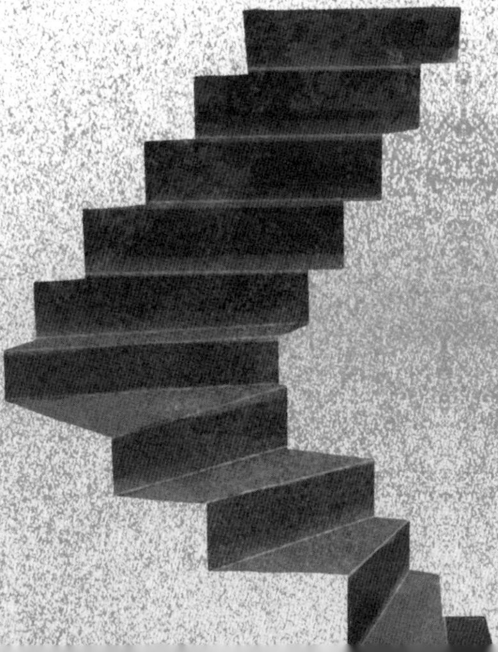

一般人對精神科醫師常有許多錯誤的想像，最常見的是「你是不是有讀心術」（並沒有），或者是「你是不是會跟病人一起蹲著說『我是蘑菇，你也是蘑菇嗎？』」（這是常見的笑話，但沒這回事），比較少見但絕非罕見的一個誤解是「你是不是會催眠？」

每次我被問到這個問題，我就面有難色。「我不會那種說個話、點一下手指就讓人聽話的技術啦。你電影看太多。」常常這樣開口，就可以看見發問者一臉失望的表情，這時候我會接著說：「不過我們的確會催眠病人，只是要用藥物輔助。」這時候我就會看到發問者已經黯淡的眼神又點亮了一些。

催眠術在西方社會流行已經是好幾百年前的事情，現在正統醫療並不把這個做法當成是治療技術的選擇，因此也不是精神科醫師訓練的必需內容。不過的確有一種技法，是運用鎮定性藥物讓病人卸除意識的防備，而說出清醒時會壓抑下來的內容。這種技法以往是使用一種叫做某種巴比妥鹽類的鎮定劑作為輔助，但在我入行時，巴比妥鹽因為致命劑量較低，使用上比較危險，所以已被棄用，臨床上我們改用其他鎮定劑的注射型。鎮定劑是管制藥品，臨床上需要醫師審慎使用。

人的自我常常會壓抑那些不被允許的內容出現在意識中，這些不被允許的內容可能跟長久以來文明的禁忌、個人過去的成長經驗等等因素有關，這種壓抑作用乃是個體因應現實需求的一種方式，同時也是讓社會互動運作可以繼續的方法。這種壓抑可能是可意識到的，但也可能是意識範圍之外的。

電影《王牌大騙子》（Liar Liar）裡面，主角佛瑞契（金凱瑞飾演）因為小孩的許願成真，他因此只能說出心裡想的實話。實話有些非常傷人，所以過去他都會撒謊；但是在「只能說實話」的模式裡，他的話雖然都是實話，但可能產生許多的負面效益。電影最終還是給了說實話有一個完美結局，不過實際社交互動中，真假參雜可能更貼近真實需求。

藥物輔助催眠就是在藥物的協助下卸除這些意識的揀選和控制，讓當事人在藥物與言語的誘導下說出「實話」，被施術的個案會把他／她自己都不知道的某些體驗、感受、情緒釋放出來。這個技法在王國醫院精神科裡面有著悠久的歷史。二次大戰後，撐持起精神科的幾位台柱教授中，有一位在從業早期就嘗試做過這種他稱之為「麻醉分析」的技法，他利用這種辦法推進精神分析治療的深度。事實上，目前這種辦法所得到的「真實」不會被法庭認為是真正的事實經過，因為鎮定劑下的個案很可能是易受暗示而說出虛構內容的狀態。既然如此，這樣做的目的往往不是得到客觀確定的「真實」，更多時候只是推動診斷或治療的一種工具而已。它畢竟不是哆啦A夢的誠實豆沙包。

住院醫師時，我採用這種藥物輔助會談，並不是像教授那樣進行持續性的精神分析；更多是在診斷出現轉化症或者解離症這些心理因素導致異常的情況下，用來作為區辨診斷、確認壓力源、並紓解壓力的方式，所以通常做個少數幾次，也就夠了。

這些技法與其使用時機，多少都有點戲劇性色彩。但這些經驗讓我對於記憶這件事情有了更深刻的體會。對我個人的成長來說，可能衝擊影響更為深遠強大的部分，是在於對於所謂「人心」的深奧莫測。

某次過年，急診找我們去看一個慢性思覺失調症患者，說是在家跟家人吵架之後就說不出話來，只能發出混濁的喉音，到醫院途中甚至眼睛緊閉，再也不說話，對疼痛也無反應了。急診以為是中風了，便照會神經科醫師排除這個可能，但是皆無所獲。神經科醫師因此建議急診科照會精神科，因為「這病人的問題不是腦子本身，是腦子裡面轉的念頭」。我們因此被找去急診，要去打開這個患者那個腦子的「鎖」，看看到底她是怎麼想的。

我會談一分鐘後，就知道不需要做白工，因為患者根本不說話。她眼睛閉上，全身也不動。我一邊跟她說明接下來需要檢查，一邊死勁地捏她頸部下方的皮膚，給予痛刺激。

她沒反應，連眉頭都不會皺。難怪剛剛急診想到照會神經科。這患者第一眼真的會讓人懷疑是深度昏迷的樣子。

我把她的手拉高到她的臉上，然後放下，卻發現她的手會自然地向旁邊移去，避開臉龐。這說明了她並不是真正失去全部的肌肉張力——神經科醫師可能並沒有說錯：這不是「他們家的」病人，是「我們家的」病人。但是突然不說話並不是思覺失調症的常見症狀，除非有幻聽什麼的症狀指使病人如此或者是僵直症這種罕見情況。如果是那樣，那麼她好歹會有其他的意思表達，不會這麼全然地封閉自我。加上事發之前有激烈爭吵，很難不想到強烈情緒在這個因應壓力技巧不好的患者身上可能產生的反應。

問題是她不說話，就不可能知道「腦子裡面想著的」會是什麼。精神科的前提是要讓患者說話，不說話的患者十之八九都用不上我們受訓所學的會談技巧。

我想到一個辦法讓她說話，就是用鎮定劑注射，看看她卸除了防備之後要說些什麼。當時我的盤算是：反正最糟的結果就是一針打完，也沒法得到更多訊息，那就讓她在急診睡過夜，明天再來想辦法；如果可以說些什麼，那就有機會幫她紓解。

點滴裝置好之後，我開始逐漸推入藥物，一邊觀察她的反應，以確認她的意識狀態。說來有趣，原本不願意說話的患者，喉頭開始發出一些聲響。這是個契機，我開始刻意緩慢低沉地說話，鼓勵她把那些「梗在你喉嚨說不出來」的話，慢慢地講出來。這裡是個安全的地方，家人都在房間外面，而我們會耐心地聆聽……我刻意貼近她的耳朵說這些事情，營造一種「說吧說吧！」的氣氛。

心理機制產生的身體反應，常常有種奇妙的現象，就是「譬喻或象徵的實體化」。平常語言中我們習慣拿身體打個抽象狀態的比喻，例如說「肩膀上的重擔」、「難言之隱」、「這氣吞不下去」，但是在心理機制產生的身體症狀裡面，這些譬喻、象徵都有可能在心理機轉中變成身體實質的症狀，例如：肩膀塌下去抬不起手；或者是張嘴卻說不出聲音、找不出原因的吞嚥困難以及喉頭異物感。語言雖是人口所出，但是人卻被語言形塑。

這個患者既然是說不出話又形若昏迷，那麼反過來想，她可能有種「如鯁在喉」但又「氣死人了」的事情，只是我不知道那會是什麼。現在的任務是利用藥物的舒緩、鎮定甚至有點誘導入眠的效果，讓她那個「不能說出口」的意識控制鬆懈，底下那些雜亂的、被禁制的情緒才能夠出得來。出來了，才有機會拆解掉這一切的身體反應。

這是當時我心裡想的簡單道理。不過這想法中漏掉一點：很多情緒被意識壓制下來是有理由的，也許是它們的內容、也許是強度、也許是糾纏的密度。

當它們被這種人工手法釋放出來後，還需要被撫慰、被重新定義、安放，並整合到患者的自我認知與人生裡面。換句話說，發洩與釋放只是第一步，復原還需要很多後續工作。如果治療者沒有精神氣力去承擔後面的長期工作，放個煙火讓患者的無意識可以大鳴大放一下，對於後來他們漫長的人生可能並沒有太多幫忙。有些時候祕密與回憶就讓它們繼續壓藏下去；倘若放了出來，那打開潘朵拉盒子的人，就要有把握抓住那個盒底剩下的最後一項物件——希望，不讓它也飛散出去，不然就會是場災難。要敢放，就要能收。不過這是後來我實際用了這個技法多次在一個困難患者身上，並且在她出院之後又維持了兩年多的心理治療之後，才能慢慢理解的事情。

「他們不吃我準備的晚餐……我雖然生病，我不是個廢人……」患者緩慢地斷續說著，我逐漸拼湊出這樣的梗概。其實事件一開始只是很微小的衝突，但是衝突有時候就像蝴蝶效應一樣，激盪出個人心靈的強烈反應。如果你覺得不合理，那當然可以揣測背後還有更大的無意識結構（創傷經驗的累積或是其他），不過很多時候，治療的難處在於知所進退。能切到多深，需要勇氣與技術；知道哪裡就可以停止，需要經驗與涵容。這邊是急診，我要適可而止。

我回應她的挫折，感謝她能夠說出心裡的委屈，並且暗示她說完了就可以休息，睡飽了才有氣力好好說話、好好行動、好好生活。我把手上的最後一點藥物推盡，把她由半睡半醒的狀態，送向逐漸深睡的夢鄉。她的呼吸聲沉穩緩慢，充滿了整個會談室。

我打開會談室的門，讓她的怨氣散去，也跟她先生說明一下我的發現，並要求家人們委婉且體諒地對待患者，至少不要嫌她煮飯難吃就拒食。「她現在睡著了，你可以陪她休息一下。如果起床後有改善，你們就可以先離開急診回家去。如果沒有改善，明天早上你可以請急診再找我們來看。」我說。

「謝謝醫師。我知道了，我會注意的。」面容疲累且蒼老的先生點頭，微微鞠躬。看起來他並不是無情人，但是有情人有時也會做出無情事。

書寫照會紀錄的時候，忙碌的急診科醫師看到我，問說：「那個是你們家的病人吧？現在怎麼樣了？我們要怎麼配合嗎？」

「目前穩定了。我讓她再睡一下。起床以後如果沒事，家屬就可以帶她回家。如果可以，請你幫她約回我的門診，追蹤一下。」我回答。

「穩定了？你做了什麼讓她好起來？」

「沒什麼，就是打個藥，聽她說說話而已。」

急診科醫師一臉難以置信的表情，不過我說的是實話。整件事情不過就是聽患者說說話，如此而已。能這樣做就很有治療效果了。

每個人都是精神官能症

「每個人都是精神官能症」是我二十五歲的體悟。這樣的體悟對我最大的影響，是正視自己作為人的一般性，並且以對稱的態度審視患者與我自己，因為「此亦人子也」。

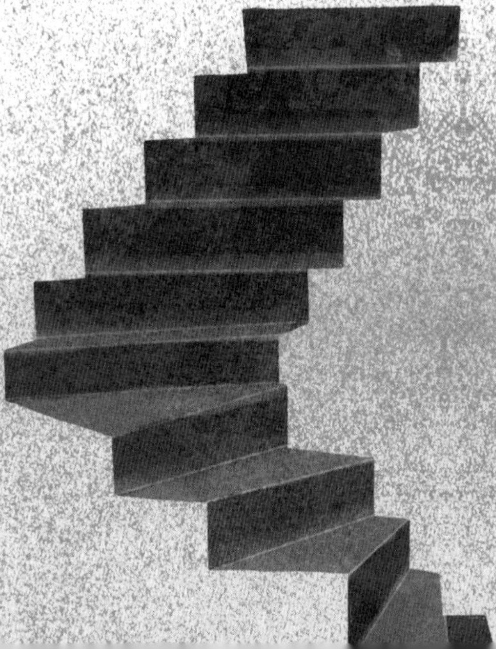

在台灣，精神醫學常用的疾病分類有美國精神醫學會的DSM系統跟世界衛生組織使用的ICD兩大系統。對於住院醫師來說，搞懂不同時期的分類標準以及分類疾病的理論依據，就成為一項必要的臨床知識。這種類似考據的知識，並不是瑣碎的餖飣之學；對於住院醫師來說，更是看懂某些老病人或者老老師當年給定的診斷必要的功夫。例如，ICD第九版的「精神官能性憂鬱症」是個我入行時的門診常見診斷。因為當時台灣醫院與健保體制還是採用這個舊分類系統的中文修正版作為統計基準，所以看門診的時候常常會碰到患者名下掛著這個診斷。可是這個診斷在新的診斷系統中已經被刪去，而改用其他診斷名詞取代，例如輕鬱症或者憂鬱型人格疾患。診斷就像是疾病世界的描述語言，新舊系統各有不同的歸納理路與設計邏輯，因此不妨想像成兩種不同的語言，有著不同的構詞、文法和語意。舊的診斷標準還保留對於病因機轉的揣測，因此有「精神官能性」這種心理機制的描繪；新的診斷標準則摒除了這種成因的猜測，而僅用症狀表現與時程演進作為分類的基準。因此雖說是新診斷取代了舊診斷，但「精神官能性憂鬱症」只能說是近似，但並不等價於「輕鬱症」或者「憂鬱型人格疾患」。

然而，人對於世界（或者他人）的理解途徑，並不容易時時更新，所以在臨床溝通上，精神科醫師還是會保留一種古老、方便，但也沒那麼精確的慣用術語，例如「精神官能症」與「精神病」的說法（以及兩者在概念上的區隔），又或者是「功能性」精神疾病與「器質性」精神疾病的差別。

在此我先介紹一下這些詞彙。精神病是指患者表現出脫離現實的妄想或者幻覺，或者是脫軌的言行舉止或者語言神情，因而失去了與現實接軌的能力；而精神官能症則沒有這麼怪異，而是以令患者困擾的情緒、思考、生活動力等表現為主。兩者之間的界線有時候相當模糊，一個人的臨床表現也可能兼有兩種疾病狀態的特質。

精神官能症在精神分析取向的病理觀點中，被認為是自我、超我，與本我之間難以協調的衝突所導致，這些衝突往往根植於個人的成長背景與教養環境，所以雖說表現出來的困擾比較輕微，不會過度影響社會生活與人際相處，但是還是會讓當事人體驗到相當的不適。精神病在同樣的觀點裡面，則是一種較為嚴重且可能不易恢復的退縮現象，也就是患者的心智倒退到童稚狀態，變得孤僻、退縮，難以與人溝通。

另一個概念組——「功能性」與「器質性」——則是建立在一項簡單的判別基準：神經系統的結構傷害是否明顯可見。如果可以把精神異常的表現歸因到影像學或者生化學檢查中可以明確指認的變化，而且在病史上也可以清楚看到時序上的關聯，這就是所謂的「器質性」精神疾病。但是如果精神疾病並無法在影像或生化檢查中找到明確損傷的證據，這些精神病理表現就被認為是腦部「功能性」的變異所致。常見的精神疾病如思覺失調症、躁鬱症、憂鬱症，都被認為是所謂的功能性精神疾病。這是一種古老的區辨方式，以現在神經科學的觀點來說，這種有沒有「結構傷害」的區隔在研究上可能站不住腳，過去所謂看不出明顯損傷就被認為是功能性的說法，很可能只是檢查工具本身的限制所致。科學家逐漸發現所謂的功能性精神疾病可能在微觀的細胞或分子層次上的確有某種異常，因此所謂功能與結構的區分，其實越來越模糊也無謂了。

不管這些術語如何不精確，這些古老的用語還是精神科醫師之間相互溝通常用的憑藉，甚至成為了我們看人的一種方式，例如我第二年住院醫師體悟到的一件事：「每個人都是精神官能症，有些人成為了精神病，還有人不巧成了器質性患者。」

第二年住院醫師的訓練不在封閉式的急性病房，而是在心身醫學的開放式病房裡照顧患者。兩個病房的差異在於它們的門。通常封閉式病房的門是常關的，所以裡面住的多半是傷人或自傷風險較高的人，也比較可能是精神病患者；然而，開放式病房就像醫院裡面大多數其他單位一樣，並沒有嚴格的門禁，也因此收治的大多是病情較輕、自願住院、風險較低的患者，診斷常常是憂鬱症、焦慮症、強迫症、飲食疾患等等精神官能症患者，有時候也收治未成年的病患。開放式病房的處遇重點在於確認診斷、評估心理社會背景、建立合作關係、調整藥物，甚至是進行初步的心理治療。因此，我第二年基本上都和一群精神官能症患者打交道。

雖說是患者，但是相處日久，其實這些精神官能症患者看起來、感覺起來就逐漸跟我生活中其他認識的、不是患者的人，其實沒有太大差別。或者說，差別與其說是本質上的，不如說是程度上的。當然，整體來說住院患者的情緒表達比較消極強烈、自我形象的困擾比較嚴重、人際關係的處理可能也比較不順利，但是所謂的「一般人」又何嘗不是？只是還沒到需要求診住院的程度罷了。

彼時對於這些精神官能症患者的生物學解釋仍在累積，也不是當時病房治療患者的主流思維，所以實際交手時，指導原則多半還是一種折衷式的理解：參雜精神動力觀念（指涉精神分析概念擴展後對於人格、情緒、行為、互動的綜合看法）的架構，並配合精神藥物與生物精神醫學的取向。但在鎮日廝混於各類個人欲望或人際來往的挫折、想像與現實的落差、自我與群體之間價值的爭鬥中，我在這些「患者」身上看到的是人之所以為人的不完美／整／滿。

某位前輩的研究是關乎「精神官能性婚姻」的可能型態與發展，這個概念讓我深思良久。這類研究是討論婚姻關係中的雙方，若基於自身人格特質的理由而結合，而忽略了另一半的真實人格與特性，最後可能產生的互動與後果。例如：女性渴求尋找像父親一樣的強者配偶，或者是男性企盼像母親一樣的溫柔妻子，而忽略了真實生活的另一半並不是自己幻想關係中的那個投射角色。這種欲望與真實揉合之後突顯的差距，往往會成為婚姻生活的困難起點。婚姻屬於緊密的兩人關係，容易放大個人這種精神官能性的想像與欲望帶來的困擾，但平常人際互動的關係之中，也會有類似的情境，例如下屬對長官、學生對老師，又或者是朋友之間。所以把這種概念放寬來說，幾乎就是一種無所不在的人類處境，難以逃脫。

有一天，「每個人都是精神官能症」這個念頭閃過我的腦海，我於是跟士官長說到這個頓悟：「當然，有些人採用了精神病的防禦機轉，而另外一些人很可惜地因為生病或者外傷的因素，腦子壞了。但相對於精神官能症者來說，這些都是相對少數。就算是精神病者或者器質性病患，也依舊可能具有精神官能症機轉。」

「精神官能症……那，那也包括你自己吧？」士官長一貫微笑，回應我的狂想。士官長有時候會有點口吃，但不影響他回話的鋒利。那時候已經是下班時間，我有機會就會跟某些老師扯淡或請益。

「當然包括我自己。我的意思是說精神官能症的相關概念其實可以用來理解我們所有人的欲望、行為、反應跟社會生活。」我說：「我們跟那些患者其實只是程度的差異，並不是本質的差異。」太上忘情，太下不及情，情之所鍾，正在我輩。有情就有欲望，有欲望就有挫折，有挫折就可能固著在那個挫折之處，終究轉化成或明顯或幽微的精神官能症。

「這也是一種看法。」士官長頓了一下，回我：「不，不過程度跟本質的區辨，要看你用光譜的概念去看人性，還是用類別的方式去看人性喔。」

士官長微言大義，談了一個分類學的根本議題。彼時的精神診斷仍採類別方式，各類疾病自成一類，每一類指涉著與「正常」不同的現象。然而光譜概念則將外顯表現放在一條由正常到異常的光譜上，例如紅橙黃綠藍靛紫。所謂正常，只是比較靠近紅色那一端，而異常只是比較靠近紫色那一端；兩個極端之間只是一種漸進的程度差異，而多數人是游移在紅與紫之間的不同區塊。

「每個人都是精神官能症」是我二十五歲的體悟。這樣的體悟對我最大的影響，是正視自己作為人的一般性，並且以對稱的態度審視患者與我自己，因為「此亦人子也」。

陶淵明曾經遣送一位長工給兒子，同時這麼囑咐他：「此亦人子也，可善遇之。」如果患者與我只是光譜上的不同點，那我與他就不必然具有種類之間的差距。治療的意義與其是辨識種類之間的差距，提出解方，不如說更像是確認彼此之間的距離，進而陪伴、分享。這對於我來說，毋寧是一個重要的提醒：「可善遇之」。

身體是症狀，也是抵抗

一對一會談時都是滔滔不絕的患者們，這時候全部安靜下來。其中一個叫阿秋的，進入會談室前還拉著我的醫師服袖子說：「醫生我跟你說，我有好多苦，身體好不蘇福……」現在也安靜地眼觀鼻、鼻觀心，一如白玉雕就的菩薩像。

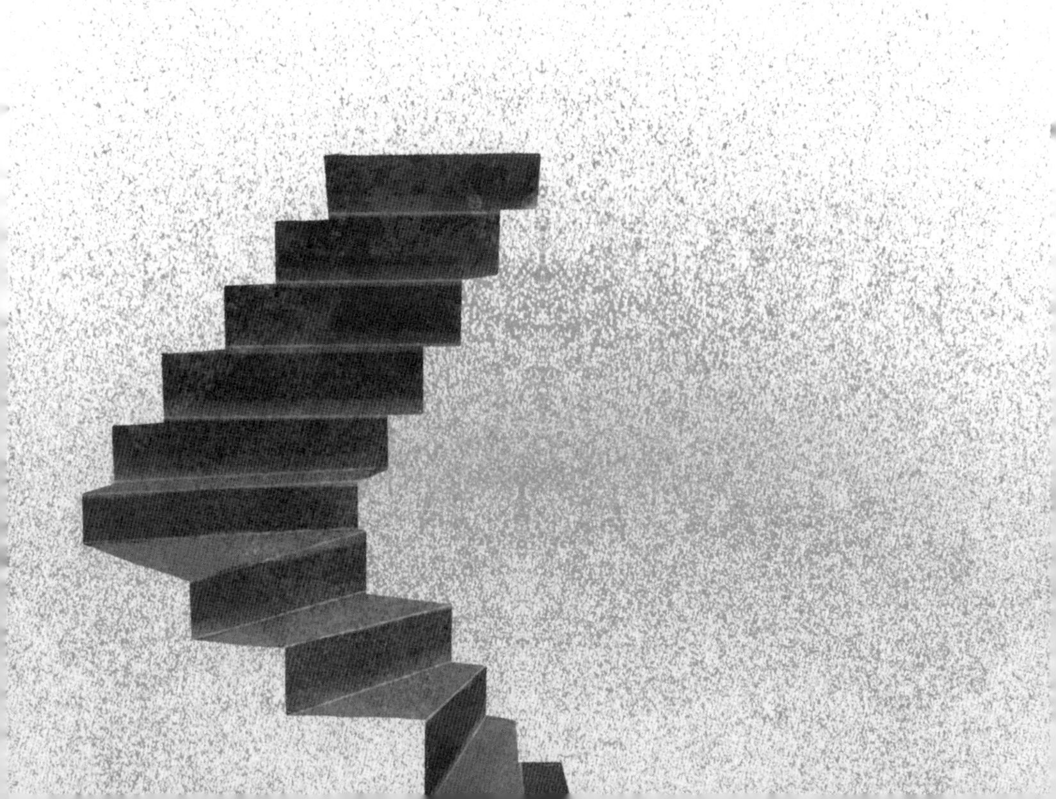

在開放性病房工作的時候，常會碰到住院患者是以原因不明的身體症狀來住院的。這些患者通常遍遊各科，到處拿到「你沒病」的診斷，最後便被轉來精神科。大多數此類患者可以在門診追蹤，但少數患者因為症狀嚴重，影響情緒睡眠，因而被建議住院，方便進一步評估跟調整藥物。

戰後台灣醫學教育由原本日式教育轉向美式教育。據說初期美國醫學教育人員來台，曾經建議醫學教育在四大科別（內、外、婦、兒）之外，將精神科列為第五大重點，讓心理社會面向的醫學教育得以充分發展。不過後續發展並不是這樣子，身體面向的醫學知識還是主導了台灣的醫學教育，這個身大／先於心的態勢也呈現在醫學術語裡面。例如找不到腦部異常放電的證據但卻出現痙攣發作的症狀，這叫做「假性痙攣」，被認為是心理因素觸發了神經學表現；當女性出現孕吐、腹脹等症狀卻沒有發現子宮內長大的胚囊，這叫做「假性懷孕」，也同樣被認為是心理因素導致。所以一個簡要的規則便是：身體上找不到原因的、被認為是「假」的，甚至是不典型的表現，都可能被歸類為「心因性」的，因而隸屬精神科的治療領域。患者通常會被他科醫師說「你沒病」，但此處所謂的「病」是指「我們身體醫學上以為的病」。那個「沒」字，只是撇清跟醫師自己從事的那科之間的關係。

在這樣的因果想像中，身體只是個硬體，如果沒有明顯可見的錯誤，那麼系統無法運作就是軟體的問題，而軟體就是人的心理與精神。這道理就像修電腦：電腦不能運作，如果不是某個零件壞掉，那就一定是操作系統當掉了。順著這套比喻，我們就是那個除蟲的軟體工程師啦。

在精神醫學的分類中，不具有明確身體病因但卻以身體症狀為表現的情況稱之為身體化症，精神醫學對於此類症狀的治療乃是針對那些促成或加重身體症狀表現的心理因素。延伸前述「硬體」與「軟體」的想像，精神治療的目的在於澄清並改善這些心理（軟體）因素：可能是纏繞多年的潛抑情緒、可能是逐日累積的壓力反應，也可能是意志與欲望糾結的身體展現。

身體因此可以想成一種平台，讓心理困難變成各類身體「症狀」，這大概是我那時候的體會。有時候我們給藥，提供情緒症狀的紓解，有時候我們安排生理回饋，讓他們自己掌握壓力狀態，學習排遣方式；更多時候，潛抑的情緒轉化為身體症狀，沒有特定的藥物治療，也不見得可以藉由認知行為介入改善，那就要朝另一個方向挖進去——所謂的「深度心理治療」。但是，並不是每個人都可以找到合適的管道進入患者的深處，有時候困難在於治療者的能力與技術（這在我們受訓階段感受特別明顯）；有時候困難在於被治療者並不具備足夠的內省和言說能力，無法在一定的時間內體察到自己情緒與身體的連結；有時候純粹是因為沒有進行治療的時間、金錢與體力。

有一次我突發奇想，想說手上剛好有四、五個身體化症的患者。我平常都一個一個單獨談，相當費時耗力，因為他們講起多年來的生活受苦，不講上個把小時都不會罷休。如果我把他們全部找來開個團體如何？我劍及履及，立刻就把這四、五個患者（全都是女性，這種診斷性別化是一個有趣的現象，此處暫且不表）全都拉到會談室裡面，這四、五個愁眉苦臉的人坐成一圈，我開始介紹自己，說明這次想把大家拉在一起團體討論的想法。

「大家都是身體感覺不舒服的人，我們來討論一下：什麼情況讓你覺得身體更難受，什麼狀況可以讓身體好一點。希望大家相互支持，彼此學習怎麼樣讓自己更舒服一點。」我簡單開場，刻意不使用任何術語，讓他們自己說話。

「……」

一對一會談時都是滔滔不絕的患者們，這時候全部安靜下來。其中一個叫阿秋的，進入會談室前還拉著我的醫師服袖子說：「醫生我跟你說，我有好多苦，身體好不蘇福……」現在也安靜地眼觀鼻、鼻觀心，一如白玉雕就的菩薩像。

如果在漫畫裡面，現在就有三隻黑烏飛過我額頭。「大家有什麼話，可以試著提出來分享。」我催促一下，便保持安靜。以前跟著老師學團體的時候，常常對於團體當中出現的沉默感到不耐，當時帶團體的老師跟我說：「沉默會誘發團體成員的焦慮，也包括你。可是這不是一個好機會想想嗎？為什麼你對於這種空白特別不耐煩？」後來我碰到團體進行中的沉默，總會想起這段話，然後饒富趣味地觀察著每個同樣面對沉默與焦慮逐漸累積的團體成員。

這幾個平常看到我就皺起眉頭的患者，有人低頭把玩自己的手指頭，有人向前望向一個想像中的虛空，有人盯著我，等我繼續說話。最後阿梅開口了：

「我就全身不舒服來住院，別的醫生都跟我說我沒病，我問主任我這是什麼問題，主任只跟我說你煩悶鬱卒啦，就叫我來住院。啊醫生我是什麼病啦？」

我沒有回應，不然這會陷入我跟她的對話，而其他人就變成旁觀者，失去了團體的互動機會。我只點點頭，表示我聽到了，然後把我看她的眼神轉向其他團體成員，示意她也可以開口問其他人一些事情。

問題是阿梅沒有接到我的非語言訊息，她看到我的眼神飄移，只當成是我分心了。「啊醫生，你要回答我啦！我這是什麼病啦？」她繼續問，聲音又大了些。

「對啦，醫生，我也很艱苦，每天身體都疼。我這是什麼病？」阿玲也開口了。大家的經歷都很像，每個人都有一長串被醫師說「你沒病」的經驗，在此碰到了共鳴，終至於轟隆隆地在這個小小的會談室裡面震盪開來。

「對啊，我也是啊。我到底是什麼病？明明我全身感到虛弱、頭又暈、手還會發抖，醫生卻說我沒有中風也沒有貧血。我到底怎麼了？」阿文此時加入戰局。不妙，現在不是團體互動，現在是團體每個人都要跟我互動。這不是我要的病人團體啊！

我臉上保持鎮靜，對他們益發激烈的提問不停點頭，腦海裡想著曾經看過的各種團體操作，希望從中間挑一個方法來應付眼前的局勢。「今天請大家來是要讓大家分享這種生病跟求醫的不舒服，不是來問我診斷的。診斷部分我們可以個別談，不過在團體裡面，我們還是多互動吧。」我決定提醒大家團體目標，重新定位治療方向，所以我特別在「互動」兩個字上停頓一下，加重語氣。平常談一個我就抽身困難了，一下子四五個都來，我還能走出這個會談室嗎？

房間內又停頓了一下，像是大夥兒同時思考下一步要怎麼做。這時候，從進來房間以後就保持沉默的阿秋，忽然忿忿然站起來，低著頭喃喃自語，又像是跟房間內的所有人說：「大家都說艱苦，我最艱苦啦。都沒人知道我的不蘇福……」她不僅說，腳下也不停歇，一個人在團體圍起來的圈圈裡面不停踱步，像是宣示她身體的「不蘇福」不是這些人的小病小痛可以比擬的。

團體的其他人愣住了，然後身體紛紛動起來。不妙，我心想，看起來其他人也要發作了。這可能會陷入一個身體化症患者相互比較誰是「不蘇福」冠軍的混亂情況。我趕緊起身，宣布團體結束。「大家好像還不習慣在團體裡面談自己的身體不舒服，阿秋的狀況也不允許我們繼續下去。我們先這樣吧，大家先回到病床邊，我待會再過去一個一個跟你們談。」

接下來幾天每個人的身體抱怨都變多了，纏著我要說身體不舒服的時間也越長。我後悔不已，跟士官長自白，說我不該突發奇想，要開個什麼身體化症患者團體的。

士官長顯然不是第一次碰到住院醫師自由發揮出現狀況，所以只是微笑地聽著我的檢討。「身體化症患者團體，虧你想得到。」士官長的結論是這樣。

我並沒有覺得阿秋出院的時候身體抱怨有比較少，然而就算調高了她的抗憂鬱劑劑量，改善了睡眠，她也不過就是活動量大了一些，但整個人的思考還是固著在身體「不蘇福」上。我相信當注意力集中在身體的各種感受時，所有的感受都會放大，但是治療身體化症的困難在於很難將患者的注意力由身體拉出來。你可以說那是患者的一種逃避，藉著關注身體不適而掩蓋了其他更深層的恐懼。身體於是成為底下更大的那個怪獸表現出來的症狀：底下的怪獸可能是恐懼死亡、可能是感傷衰老、可能是害怕寂寞、可能是畏懼惶惑、可能是內在的空乏、可能是一切可以讓人想要逃避的事情。

但就治療來說，身體不只是個症狀，也變成抵擋治療介入的盾牌，最終它變成怪獸本身。「我們來談談你覺得難受的事情吧。」「我的身體……」「要不要說說你有沒有害怕恐懼的事情？」「可是我的身體……」「那麼除了你的身體之外，你還有什麼想談的？」「沒有，就是我的身體。」身體成為最強大的抵抗武器，拒絕任何其他形式的關懷，也斷絕探索其他面向的可能。

受訓的時候，同事們常會開玩笑地把彼此歸類成某種病患的磁鐵：有些人老是吸引到精神病患，有些人則是吸引到人格違常者，有人是憂鬱症，有人是焦慮症。而我當時則老是吸引到身體化症患者。這個患者與醫師之間的相合度到底有沒有實質根據，我不得而知。但這些患者給我的一堂課，毋寧是身體蘊含的巨大能量與變化潛能，那不是醫學院教育裡面那些由細胞、組織到器官、系統的機械化身體知識所能釐清。精神科若過度關切精神或心理這種軟體因素而忽略了身體的爆發力，就又同樣落入了身心兩分的概念圈套，而傾向於把所有身體症狀都解釋成心理困擾，這同樣是過度簡化。多年後，我念到醫療人類學的經典論文，覺得那題目特別合乎我體驗過的這些患者的身體：The Mindful Body——不是身體與心靈的兩分，而是身體也可能有心靈的功能與效應。這標題或可翻譯成「有心的身體」。有時我回想住院醫師時代的魯莽舉動，不知道當時到底是怎麼擾亂了患者那些有心的身體呢！

Psychi 醫師來了

醫學院的神經科教授上課時，簡明地區隔了神經科與精神科的差別。他用手指著自己的腦袋：「這是我們神經科管的地方。」然後把手向上移動，擺到頭頂上面三吋高的地方：「這是精神科管的地方。」

還好他手不夠長，不然再向上三尺，就是神明管的地方了。

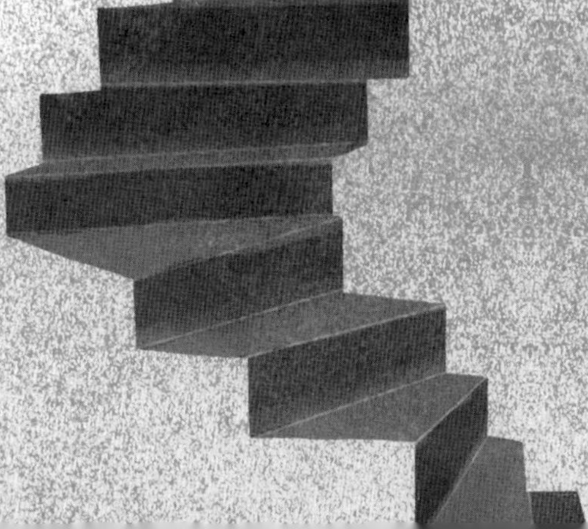

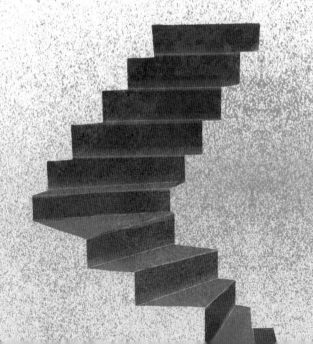

精神科在醫院體制裡面是個尷尬的存在。據說曾有某位醫界大老說過，精神科就像醫院的眉毛——有了也不知道能幹嘛，沒有了看起來又很奇怪。呈現這種尷尬最明顯的情況，莫過於我們每次到別人家場子的時候被稱呼的名稱：「Psychi醫師來了。」

精神科醫師英文叫做psychiatrist，來自「精神」（psychi）這個字源，而這個字源又出自希臘神話中的賽姬女神（Psyche）。台灣的醫院從書寫到口語都有中英文夾雜的習慣，所以把精神科醫師叫成Psychi醫師，也不算太奇怪。

但是這種中英夾雜的叫法就出現了多重解釋的詮釋空間，也因此成為一個趣味點。這個趣味點又跟精神科醫師對於圈外人士的曖昧形象有關。這可以由我後來去研究所甄試的口試場合上碰到的一個情形來說明：我提到我當時擔任精神科專科醫師，目前在某醫院工作（就是海邊的卡夫卡醫院啦），但希望能夠繼續進修，所以來報考貴所。某知名教授直率地發問：

「你們精神科醫師是不是很多人也有精神問題啊？」

對於這個無禮的問題，我忍住白眼不要翻到後腦勺，也忍住不說「可能比我看過有精神科問題的教授來的少一點」這樣的反諷，當場打個哈哈，混過去。

這不是我第一次碰到類似的問題，回到醫療場中，頭幾次被叫成「Psychi醫師」的時候，我還忍不住抱怨「你是說我們是『看』Psychi的醫師，還是我們就是有『Psychi問題』的醫師？」久了以後，知道這個稱呼並無惡意，也就對當中的雙重解釋淡然處之。反正我也常常拼不出其實跟精神科醫師英文名稱很像的「復健科醫師」(physiatrist)，也不好意思說別人。

玫瑰就算不叫玫瑰，還是一樣地香。但是精神科醫師就算不叫成Psychi醫師，還是跟其他科別醫師有種距離與張力。這種距離與張力有三方面的原因：知識面向、空間面向與社會面向。第一個是知識面向的，這邊我解釋一下。

醫學系的教育與訓練過程，並沒有分科這回事。分科的選擇是在畢業以後才決定的。換句話說，不管日後走上什麼科別，在學校的階段大家都是念同樣教科書，同樣在不同科別巡迴見實習。在學期間，每個醫師的知識背景應該都是類似的。

不過醫學教育當中明顯地傾向於身體性知識。醫學生花了好幾年從整個身體的大體解剖到顯微鏡下的組織學，然後經歷「醫學三理」（生理學、病理學、藥理學），基本上幾乎全部時間都在研究與學習這個肉身由巨觀到微觀的結構和功能變化。進到臨床科別，主要的教學也集中在內、外、婦、兒四大科，精神科往往廁身於諸多小科的見實習選擇當中，並非必去不可的科別。

並不是說精神科知識與其他醫學知識大相逕庭，另成一格。事實上，精神醫學從早期發展以來，也是非常身體導向的。精神現象被認為是大腦生理功能的呈現，而精神病態則是大腦功能異常的表徵。然而醫學院的神經科教授上課時，簡明地區隔了神經科與精神科的差別。他用手指著自己的腦袋：「這是我們神經科管的地方。」然後把手向上移動，擺到頭頂上面三吋高的地方：「這是精神科管的地方。」

還好他手不夠長，不然再向上三尺，就是神明管的地方了。

就算精神基礎在大腦神經系統，精神科關注的症狀也是神經系統的複合性表徵，例如思考、感知、情緒、驅力等等，而不像傳統神經科關注的運動與感覺功能那樣，可以被清楚定位在單一區塊，但這些複合功能的研究其實相當困難，也因此精神疾病往往都無法找出清楚的致病機轉，必須以多重因素、複雜機制的假說來解釋。研究精神醫學的醫學史家就說，精神醫學所處理的往往都是其他學科無法歸類的疾病狀態，一旦病因確定，那這個疾病就會移出精神醫學的範疇了。

精神科的詮釋語言，往往混雜著神經科學知識以及動力心理學模型的敘述，這在我受訓那個時期尤其如此。例如，一個病人聽到了不存在的聲音告訴他被選為世界救星，可以用神經科學的猜想考慮他某些腦區異常活化，也可以用心理動力學推估為何他的幻覺投射出一個膨脹的自我。兩種說法南轅北轍，但是一個提供了生理機制，一個提供了心理目的，兩者似乎都說得通。

在精神醫學發展的歷史中，精神分析與其流派的學說與語言曾經是精神知識的重要依據，這些學說和語言，與神經科學知識並不易相容共存，因為不同的知識、學說、語言往往也意味著難以調和的認識論、宇宙觀、目的性。更何況，所謂的思考、感知、情緒、驅力、行為等等精神面向，也是慣習上認定為「人」之特質的重要成分；由於精神醫學關切的事物往往牽涉到「人之所以為人」的基礎成分，所以跟其他思考人之本質的領域知識（如哲學）也就難以避免地會有許多交疊之處。這也構成精神科學知識在表面上感覺與其他臨床醫學的身體導向知識差異很大，而這個差異常導致不同科別的醫師溝通困難。

例如前面的幻聽病人，當我要跟別科醫師解釋何以如此的時候，解釋成「腦子異常活動」總比解釋成「那是個複雜的心理動力過程」來得容易一點。當然，如果要突顯我有別科醫師無法理解的知識優勢的時候，也可能刻意地選擇後面的那種解釋，別科醫師通常只能點頭同意，因為完全不知道我在說什麼。

除了知識取向的差異以外，很多醫院會把精神科病房設置在醫院本體外面或者較為邊緣的地方。甚至精神科專科醫院（以前所謂的「療養院」）的設置，更是把精神醫療照護獨立出來，成為醫院的專一型態。這些因素導致精神科病房與其醫師往往是跟其他科的病房或醫師在不同的空間內工作，也因此減少交流互動的機會。加上精神科病房因為屬性特殊，內部空間設計也有獨特考慮（例如隔離室、監視器、防上吊的蓮蓬頭等等），精神科因此更顯得「神祕」、「特殊」。別的不說，單就精神科病房的封閉性設計，就常讓許多別科醫師嘖嘖稱奇了。

對於精神醫學所知有限的人來說，精神科醫師的確就像是魔幻法師或者人生導師的綜合體，很難定位。他們要嘛調整用藥，隔著頭殼操作病人腦子裡面的化學物：多巴胺、血清張力素、正腎上腺素，這個系統調高一點，那個系統壓抑一些，然後看看效果怎麼樣。這些神經傳導素雖然每個人腦子裡面都有，但對於精神或神經科以外的醫師來說，大抵上就停留在學校的生理學或藥理學課本上的卡通示意圖，沒法知道如何對應到實際的外顯行為。從這個角度來說，精神科醫師用藥的確很像是煉丹的魔法師。

有時候問題不見得調藥物就可解決，這時候就需要提供心理服務，可能是協助澄清問題、提供同理、啟發自省能力的個別會談，也可能是偕同家屬一起討論、分享的家族會談。在這些時候，因為精神科醫師憑藉的「就是一張嘴」（這真是外人對精神科醫師常有的片面看法），所以形象就會變成人生導師。好像是這樣動動嘴，就可以開導迷津，點醒眾生，殊不知這些洞察需要花多少時間才能訓練起來。

這些不同角色被疊加在精神科醫師身上，使得精神科醫師的形象與身分更顯曖昧。加上精神科病人又往往是其他科醫師眼中的「困難病人」，使得精神科醫師與其他科醫師的距離日發遙遠。事實上，就算是精神科醫師與病人之間，也難免有種體驗與理解的隔閡須要克服。然而外人難以看見這些醫師與病人之間的隔閡，也難理解精神病人的真相，所以總會像前面我說到那位知名教授那樣，把精神科醫師和病人當成是「他們那些」的同樣類別，因此精神科醫師多少也會蒙受連帶的貶抑。社會學家高夫曼曾經給這樣的現象一個名稱：連帶污名。

總之，知識、空間、社會因素疊加起來，就造成一個簡單的結果：對其他科醫師來說，精神科醫師本身常常是「怪怪的那群人」，跟他們家的病人不遑多讓。

被一竿子打翻一船人地當成「怪怪一族」，又是魔法師，又是人生導師，又是怪人的，精神科醫師也會苦惱。苦惱歸苦惱，日子還是要過下去，而幽默在這種困窘時刻可以發揮適度的紓解效果，例如某次接到照會單的學長，看到照會單上的稱呼時，不禁愣了一下：

「因為病人現在呈現幻覺妄想，我們需要您以psychotic doctor的專業來評估這位病人。」

不知道這該歸咎於那位醫師英文太爛，還是他寫照會單時的筆誤（這有很多關於無意識的揣測可以想，以下略去一萬字），總之那位醫師把精神科醫師的英文psychiatrist寫成了「發精神病的醫師」（psychotic doctor）了。沒奈何，學長過去該病房的時候，只好提高聲量，跟那位寫照會單的醫師說：「某某醫師您好。我係你要找的痟醫生。有什麼事嗎？」

難忘九二一

救護站裡面盡是倉促擺設而成的桌椅，沒有人指示精神科要在哪裡、要做什麼。我於是跟護理師搬來一張桌子、兩三張椅子，找個較為安靜的角落擺好。然後弄張紙寫著「精神科」，放在桌上。擺設好了，感覺自己像個算命仙。

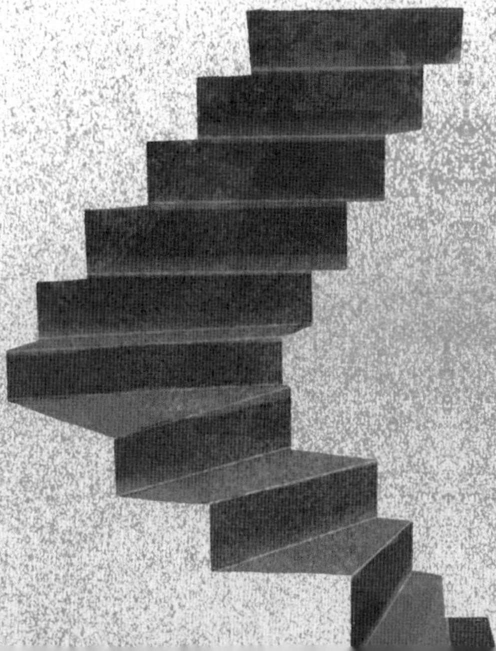

上個世紀末的住院醫師，大概都難忘一九九九年九月二十一日凌晨一點四十七分的那場大地震。那場地震改變了很多人的生命，包括我。

那時我已經是第三年住院醫師，擺脫了前兩年的青澀，開始以「病房總醫師」的身分處理床位控管的瑣事，也要協助資淺的住院醫師處理一些比較困難的患者。儘管少了第一線照顧工作，但是第三年住院醫師還是有許多學習與工作，例如學習如何進行其他科病房的精神科照會或聯合照護（例如愛滋病人），或者是日間的急診照會等等。生活中每天還是像個人形陀螺一樣，在醫院不同的地方忙得團團轉。常常每天回家就轉不動了，洗完澡就倒下來，睡到隔天早上。日復一日。

九二一地震開始的時候，我正躺在床上睡大覺。睡夢中感覺到床鋪不停地搖晃，有左右也有上下來回地晃。當下第一個感覺是：這地震好大呀，我是不是該起床逃跑？

說來好笑，我第二個念頭卻是：管他去，我累死了。如果真被壓死了，那就是命吧。於是決定繼續睡去，不管床鋪像風浪裡的小船般，晃了好久。

隔天早上起來，就發現台灣真的不一樣了。到了醫院，大夥兒都在討論這場地震。這不僅是中台灣的災難，聽說連松山也倒了一棟大樓。隨著時間過去，災情一波波傳出來。在媒體傳播出來的各類影像轟炸下，所有人都像是被震起來的揚塵，飄飄然地沒有真實感，落不著地上。我有認識的朋友住在災區嗎？我該打電話給誰問問嗎？各種問題不停在心裡浮現。

「精神科可以做什麼？」我從來沒有想過精神醫療在重大災難中扮演的角色，但這樣的問題浮到眼前，再具體不過了。醫院那端的消息是，第一波進入救災的醫療人力主要是內外科，進行外傷處理與臨床診斷。精神科請待命，接下來可能會用得上。

那年的九二一過後沒多久就是中秋節，許多人是哭泣而非團聚著過著這個節日。全台灣氣氛都很低迷，連帶著值班的我也難以安睡。那個週末要交班的時候，準備接班的同事跟我說：「聽說醫院要派精神科人力下去了，晚點要出發。你要不要去？如果你不去，那就我去，你幫我繼續值班。」

我想都不想就說：「我去。什麼時候集合？」

「聽說是中午就出發。這次去不知道要去多久。現在那邊很亂，也許每幾天會換人輪替。」同事說。

「好，那你幫我跟院方說我去。我現在回家拿些換洗衣物，準備一下。待會兒就回來醫院等。」

中午到了會面地點，醫院準備了一台小巴載我們。我這才發現精神科只有我這個醫師配上一位護理同仁。雖然不知道在野外要如何執行精神醫療，年輕的我只擔心醫院帶的藥不夠。同行的護理師說：「醫院說我們可以拿病房的公用藥先救急，所以我這邊帶了一箱常用的精神藥物。」一路上我算著有幾顆鎮定劑與安眠藥，彷彿計算著自己有多少子彈可以應付即將到達的戰地。沒多久，整個巴士就陷入安靜，大夥兒逮著時間隨著車子搖晃睡一下。幾個小時後，小巴駛下高速公路，進入埔里地帶，路邊景色開始出現倒塌的屋子，一間兩間，終於後來看到一大片廢墟。有些半倒，有些全倒，只剩下滿地的磚塊、水泥碎片。不知道那些人都到哪裡了？天地不仁，以萬物為芻狗，這自然如此殘酷啊……我這樣想，但什麼也說不出口，深怕說出口的都成為悲劇。

面對撕裂的大地傷口，沉默是唯一的反應。

小巴終於開到了臨時搭就的救護站，我們魚貫而下。救護站裡面盡是倉促擺設而成的桌椅，沒有人指示精神科要在哪裡、要做什麼。我於是跟護理師搬來一張桌子、兩三張椅子，找個較為安靜的角落擺好。然後弄張紙寫著「精神科」，放在桌上。擺設好了，感覺自己像個算命仙。

然後就開始無聊且漫長的等待。

我們到達的時間接近傍晚，不久就吃晚餐，是預先準備好的便當。我從沒有這種經驗：這是個沒有開診時間，也沒有休診時間的醫療攤位。一開始我只感覺擔心：會不會患者如潮浪般湧來，把我們帶來的全部藥物都耗盡？

結果我想太多。沒有，根本沒有人來。我吃飽以後，百無聊賴地四處晃蕩，跟救護站其他科的醫師自我介紹，希望他們可以轉介「我們家的病人」過來。夜幕低垂，九月底的埔里吹起涼風，市區燈火依舊，遠看像一幅畫，但畫面有點斑駁。我想像那當中必然闕漏了某些家裡的燈火。火如果滅了，人在哪裡呢？

我在救護站四周閒逛，遠遠看到一個衣衫襤褸的男人在急救站帳篷外面的遠處逡巡，像是偷看著我們。「那會不會是我們家的病人？」我想。先前聽說鄰近地區的精神療養院的一棟建築，在地震之後出現建物損壞，在安全考量下讓許多症狀相對安定的患者提前出院回家。這該不會是那些病患其中之一吧？他還有藥吃嗎？他的症狀如何？有傷人或自傷的危險性嗎？

我腦海裡面閃過一堆這樣的念頭，但我搖搖頭，心裡又想：「搞不好只是個落魄男子失去了家園住所，不是精神病患者。我不要有先入為主的觀念。」臨床敏感度跟刻板印象有時候還真是一線之隔。我心想：戒之戒之。

既然無法判斷是哪一種可能性，我決定還是前去關心一下，就算不是「我們家的病人」也無妨。不然，我一頭熱衝來災區卻無可作為，那還真令人感到洩氣。

「您好，我是陳醫師。」我於是走上前去自我介紹：「我看您在這邊走來走去好一陣子了，有什麼醫療需要，是我們可以幫得上忙的嗎？」

那男人側著頭，乜眼看我，一開始什麼話也不說。

「我們是醫療服務隊，來這邊提供災區民眾的醫療協助。不知道有沒有什麼我可以幫忙的地方？」我再次說明一次，但因為他的態度，我刻意地維持了彼此的距離。

「……」他嘴裡咕噥著一些我聽不懂的聲音，當著我的面用手指摳弄著泛黃齒間的食物殘渣，自顧自走遠了，在帳篷的另一端看著我們。

我走回攤位，暗暗指向那男人的方向，跟護理師說：「那個好像是我們家的，看起來是個慢性病人。現在沒有明顯危險性，不過還是跟你講一下。也許他晚點會過來。」也許不會。我想，大概不會。

我在枯等的同時，想著要用什麼辦法來做點什麼，於是到急救站的內科區逛逛，看看有沒有機會撈一兩個患者過來看。不過看起來也沒有什麼機會。

過去幾年的訓練與服務都在醫院中進行，我完全沒有災難現場執行精神醫療的經驗，所以很難想像在這種因陋就簡的機動狀態下，要如何打造一個可以維護受災民眾精神安定的環境。那個時刻我深切地體會：以醫院為基礎的精神醫療面對這種廣泛性的社會集體衝擊是完全不足的。從如何標誌需要協助的患者、如何建立一個方便求助的管道、如何提供迅速有效的精神問題分級與初步支持、如何連結其他相關社會部門（如住屋補償、災後安置等等）給予更具體的支持與改善，這些都不是過去我受訓內容的討論範圍。急救站外面已經天黑，幽暗襲來，漫天蓋地，而我眼前的診療桌燈光如此渺小，如此微弱。

脫離了醫院提供的基礎建設之後，進到社區，醫者也需要社區照護的基礎建設。這些建設包括具體的事物或處所：居民熟悉的治療或聚集地點、足夠的醫療藥品與器材供給、良好的交通運輸管道、充足的照護與行政人力；但也包括無形卻不可或缺的條件，如人與人之間的相互連結與信賴、基層鄰里的組織動員、中央與地方政府的協調搭配、衛生體系與其他體系，如社政、教育、消防、警政等等的統籌指揮。在醫院裡面，我感覺我可以做很多；出了醫院到了社區，我才知道能做的其實很少。

在沒有人前來精神科看診的時候，我這麼想著。後來雖然內科轉介了幾個個案給我開藥治療失眠或焦慮，不過我還是有很多的空檔，想著這些事情。

那天夜裡，我拿著急救站分配的睡袋，到旁邊的國小花圃旁邊，找個平坦的地方睡覺。經過一整天的顛簸、激動、好奇，以及由新鮮感到挫折感的心理轉折，我理應累得倒頭就睡，但是卻一直難以入眠。睡前聽說全國各大醫院的首長正在開會，重新劃分責任區域，這意味著我這次出勤很可能會隨時告終，然後重新分配到王國醫院被指定的地區。也就是說，也許下一次輪到我來災區的時候，就不會在這個學校旁邊的空地上了。我腦海裡閃過這個念頭，忽然想到日本人說的「一期一會」：我下次再來這個地方會是什麼時候呢？到時候那些倒塌的房子、受傷的人，都已經恢復了吧？

滿腦子亂七八糟的念頭中，我終於昏昏然睡去。半夜，又被餘震搖醒；我在半睡未醒的當頭彷彿聽到隱隱傳來的地鳴。隔天醒來一看手錶，不過才早上六點出頭。我身上滿是散亂的紅白花瓣，想是昨夜餘震搖醒了我頭上的花叢，讓花瓣紛紛落下，像是天地跟我道了早安。

蠟人

住院醫師像是看穿我的心事，或許他已經這樣被問很多次：「如果不用外力放下她的頭，她可以維持這樣的姿勢一個小時以上。」我怔怔望著那個病人懸在半空的頭，想到《大法師》還是什麼電影裡面的情節。

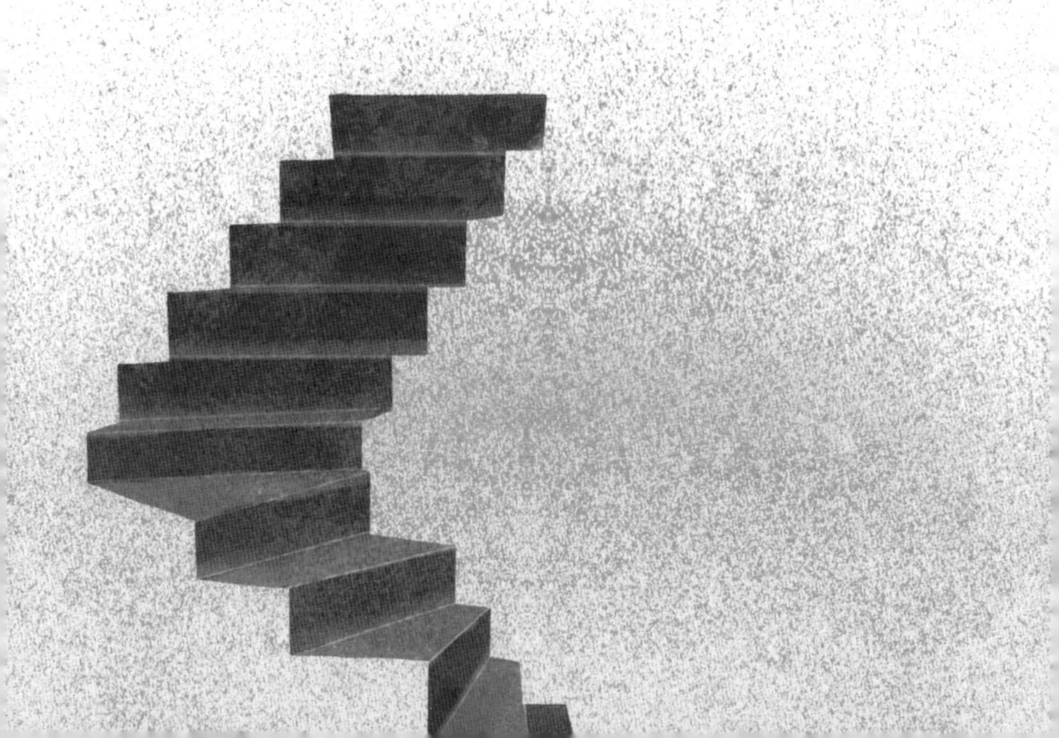

許多年之後，面對另一個僵直症的患者，我將回想起住院醫師帶我去見識這個病人的那個遙遠下午。

精神疾病的表現通常出現在思考、行為、語言等方面，比較少以運動功能方面為主要表現。心理因素轉化為運動或感覺的神經功能缺損，這種所謂的轉化症是有的，但是目前也不常看到教科書描述的典型轉化症。另外一種少見的病症是所謂的僵直症。其表徵相當特別，相信許多見過患者的人都不太容易忘記這種臨床表現。

我第一次碰見這樣的患者，還是個醫學生，當時剛好到精神科見習。彼時還是個知其一不知其二的小屁孩，雖然對精神醫學有興趣，但是書沒讀多少。總醫師帶著我們介紹完病房內外之後，順口提到：「我們最近剛好收了一個僵直性精神分裂症的患者，表現特別且少見，你們可以跟著住院醫師去看一下。」

到了病房裡面，只見那個患者躺在床上一動也不動，似乎沒有什麼可疑之處。帶領我們去見習的住院醫師跟她打招呼，她也沒有反應。沒有反應也不是太奇怪的事情，因為其他住院病人也不見得會跟人互動。住院醫師此時跟患者解釋，因為教學目的，所以需要幫她做個檢查，讓見習醫師知道僵直症是什麼樣子。

「……」患者一聲也沒吭。

住院醫師說明完畢以後，在我們面前開始進行檢查。

檢查很簡單，就是把患者頭底下的枕頭拉開。

「一、二、三，看！」

住院醫師並沒有這樣說，不過他的手法讓我們有這種感覺。他一推一拉，把患者腦勺底下的枕頭抽出來。「這是什麼檢查？對病人搗蛋嗎？」我心想，以為抽出枕頭動作的下一秒就可以聽到患者的頭掉下來，撞到床墊的聲音。

結果沒有。她的頭就懸在空中，維持原來的姿勢。

「這個姿勢有個名稱，叫做『心理枕頭』。但跟心理無關，而是一種影響到運動功能的病理現象。」住院醫師解釋，我旁邊的書卷獎同學開始把這個名詞抄寫在筆記上面，嘴裡還唸著「心……理……枕……頭」。我則是瞪著患者的脖子，想說這樣可以撐多久。

住院醫師像是看穿我的心事，或許他已經這樣被問很多次：「如果不用外力放下她的頭，她可以維持這樣的姿勢一個小時以上。」我怔怔望著那個病人懸在半空的頭，想到《大法師》還是什麼電影裡面的情節。

這是我第一次見到僵直症的患者，印象深刻。

僵直症的原因很多，可以是腦傷或身體疾病，也可以是思覺失調或者情緒疾患，有時候在強大心理壓力或創傷的時候也會出現。臨床表現的症狀也很多元多變，包括肢體僵直、沉默不語、抗拒反應、鸚鵡學話等等。「心理枕頭」其實就是頸部動作僵直的一種，另外還有一個非常特殊的症狀，就是蠟曲現象。這種情況中，患者的肢體會像個蠟人一樣，隨著操作者的任意擺弄而呈現不同的姿勢，維持很長一段時間。

第二次碰上僵直症的患者，是在九二一地震後參與救災的時候。我一開始是在埔里參與救災，當時已經是震災後的第四、五天，絕大部分全倒跟半倒的屋子已經大多被救難人員清查過，但仍不時有送到救護站求醫的傷者，進行最初步的處理。作為精神科醫師，我在急救站功能有限：通常送來急救站的患者需要的是外傷處理或者原本就有的內科疾病的持續協助。少數需要我們的是因為鄰近醫院被地震影響而無法提供協助的精神科患者，這些人就由我們診療給藥。另外還有一些是因為急性壓力反應而出現失眠、恐懼、焦慮、憂鬱，或者是家中有人罹難而痛苦、傷慟的人。我們就聆聽並支持他們，然後看情況給一些短期的鎮定安眠藥物，協助他們度過這段難熬的急性期。

到埔里的第二天下午，外科救護站那一端鬧哄哄起來：據說又從倒塌的房子挖出來幾個被埋在裡面的人，有些死掉了，有些受了傷。死人會直接送到停屍間，傷者才會送過來。這種外傷通常是外科或骨科醫師的事情，我的診區隔著一段距離，遠遠地聽著他們那端的吵雜。

「如果遠方有戰爭，／我該掩耳或是坐起來，慚愧地傾聽？」詩人這麼問我。我不知道。

「ㄟ，那邊有沒有psychi醫生？」外科區傳來叫喚，打斷我的冥想。

我連忙跑過去：「我是psychi醫生。怎麼了？」

「我這邊有個年輕女性，剛從半倒的房子拉出來。沒有明顯外傷，生命徵象也穩定，可是眼睛閉起來不講話，也不會動。你們先來幫忙看一下。」外科醫師說，向後指了一指。

推床上躺著一個年輕女孩，便服上全是塵土。地震發生在半夜，這應該是她當天的睡衣吧。三、四天才被找出來，應該餓壞了，我看她手上已經掛上點滴。我迅速地做了神經學檢查，看起來沒有明顯異常，但進行肌力測試的時候，我注意到一些異狀。我想到僵直症，於是把她原本放在床上的手臂舉高，伸直在半空中，然後我把手臂放開。

她的手就這樣插在空中，一動也不動。旁邊的人看著我，完全不知道我在幹嘛。

「你們這邊有備鎮定劑嗎？」我問外科護理站。

不相識的護理人員翻找了一下說：「有。我們有一支。」

「好，那給我用一下。」我說。僵直症的首選藥物是鎮定劑，但是我也沒用過，不知道劑量怎麼抓。總之都這種時候了，有武器都來試一下。

備好藥劑，我手裡拿著針筒，看著那女孩兀自伸直在空中的手臂，不禁出了神。「psychi醫生，你自己來？我們還有別的事情要忙。」護理人員自顧自地走開了。下午的秋陽灑進急救站的帳篷，在地上傾瀉出金黃的光芒。帳外的人聲沸揚，據說總統會來災區探看。

我把針頭插進點滴注射口，開始緩慢推藥，一點一點推進去。不過並沒有我想像的紓解反應，逐漸推入鎮定劑的過程中，患者還是不說話，那隻手直挺挺地舉向天空。我嘆口氣，把最後一點針劑推完。也許劑量還不夠，不過我手上沒藥了。

只好等等看。

大概又過了十（？）分鐘，那隻舉在空中的手才緩緩地鬆下來。一開始是手膀的大肌肉開始抖動，不久之後終於失去力氣，放倒在她的身旁。女孩沉沉睡去，眼皮似乎開始可以看到微微顫動，她是在作夢嗎？她做著什麼夢？

我不知道。我其實根本不知道她發生了什麼，我只能坐在她旁邊，等著她醒來告訴我。

又過了不知多久，帳篷外面有人問說：「有沒有要後送的？」我連忙跟外科的工作人員說：「雖然這個女孩檢查起來沒有外傷，不過還是要排除腦部病變或受傷的可能，現在她已經睡著了。我建議後送去做個腦波跟影像學檢查好了。」外科的工作人員應允了。我起身，現在我在這邊的工作結束了。

根據前輩醫師的研究，以僵直症為表現的思覺失調症在台灣光復初期比例較高，但是後來就益發少見，這也是為什麼當年住院醫師要我們去看看這個難得的案例。有人認為相較於以妄想或幻覺為主表現形式的妄想型思覺失調症來說，僵直這種類型是一種比較「原始」的表現型態。這說法似乎暗示著文明演進也會反應在思覺失調症的表現上面，但是這種揣測的立論基礎顯然沒有足夠的證據。這些病理揣測我並沒有太多涉獵，但是僵直症的那種由身到心的徹底孤絕，由活跳跳的人變成死寂的蠟像那種巨大差異，讓我難以忘卻。我甚至在某個網路論壇上因此採用了catatonia作為我的代號。

表面看起來，僵直症患者或是固執著不給外力扳動，或是如蠟人般配合操作卻無法自己動作的肢體，又或者失去了自主性而只能複述或者仿作著他人的言語與動作。這些歧異也奇異的表現，讓人不禁揣想也許這個病症根本無關乎精神，而只是神經系統的異常。然而，僵直症又常常是精神疾病的表徵，這意味著人類精神的表現畢竟有許多神經系統的關聯，而所謂神經功能如思考、運動等等區隔，在神經的多重連結中很可能都相互牽動、彼此聲氣相通。身與心的糾結、意志與表象的差別，都凝聚在僵直症如謎般的表現。如果說這真的是一種比較「原始」的精神生理表徵，那麼人的身體，又是怎麼跟「文明」這樣的概念連結的？

僵直症的存在，隱隱然問了一個非常大的身體史問題。我當時無法回答，然而這個提問一直縈繞在我的心中，延續至今。這些年我做過歇斯底里症的身體研究、做過自律神經失調的身體與精神問題，這些問題都環繞在身體與精神在不同文明時代中的呈現與糾結。我雖然已經脫離臨床工作十年以上，但這些舊時的經驗依然以不同的方式變形為我目前的研究旨趣和研究問題，就好像寫著這篇文章，我卻忽然想起了多年前閱讀的《百年孤寂》。也許僵直症跟馬奎斯筆下被狂風掃滅的馬康多並不一樣。有些你以為被時間掃滅的記憶，其實根本不曾毀去。

聆聽

有一次某主治醫師跟我們說：「你們不覺得精神科的訓練很妙嗎？很多時候我們不是用藥物治療個案，我們把自己變成藥物去治療個案。」在心理治療中，我們藉著把自己變成聆聽者而非指導者去治療個案；我們藉著無為而無不為。

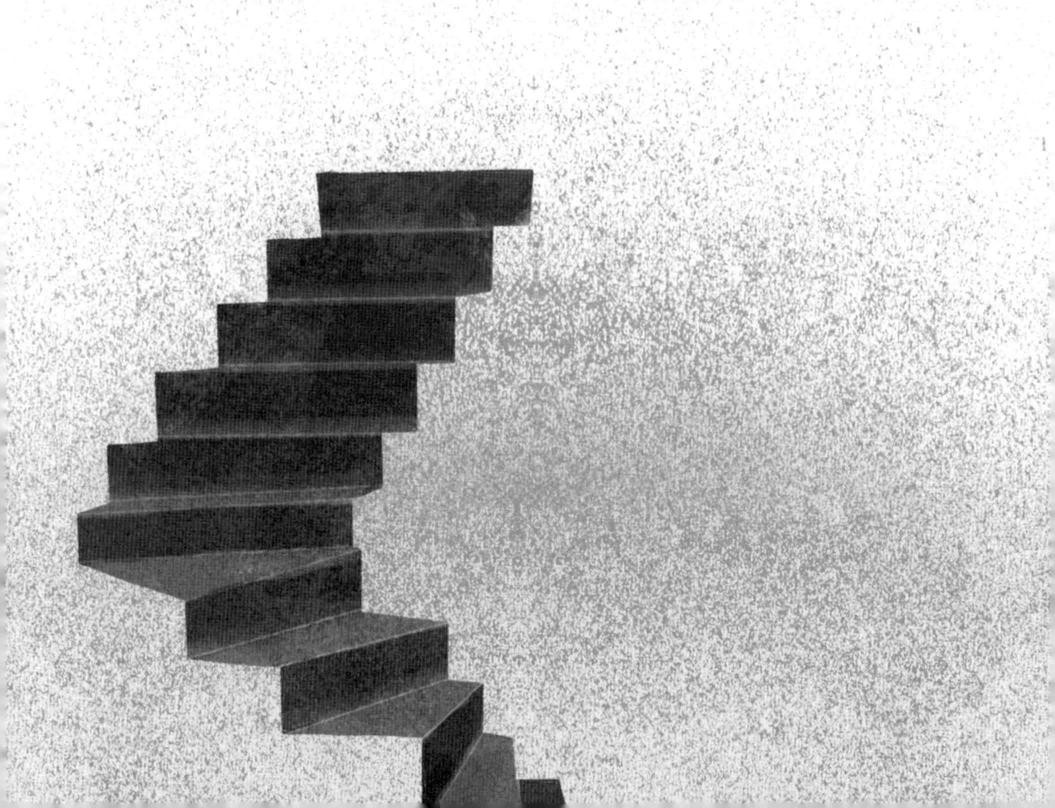

入行時，我只有二十四歲，實在太年輕。回頭想想，精神醫療很多臨床經驗與訓練內容，其實是非常「催人老」的。

身體導向的醫學所處理的對象，很大部分是疾病之為物。疾病有其病理因果，也有其疾病進程，因此在概念上常常與患病之人可以分離，而成為外於人也異於人之他物（如果不能稱為他者的話）。雖然把病與人區隔開來並不是醫學院裡面鼓勵的「以人為本」的醫療取向，但是在繁重的臨床生活中，很多時候的確很難做到「以人為本」地考量一個生病的人，而容易只看到人生的病。醫學史家精巧地援引史事而證言：現代醫學的誕生，伴隨的就是病人的消失。

然而精神醫療所處理的精神現象與病理狀態，往往緊密結合在患者所處的社會處境與結構位置。有些處境不是過來人，的確很難了解；有些處境就算是共通的，但也可能夾雜著世俗的禁忌而難以討論。有一次某個憂鬱症患者跟某位學長討論到婚姻中的性生活不滿，就順口問學長說：「你結婚了嗎？你結婚了就知道我想要表達的是什麼。」學長當時單身，也沒有女朋友，一時語塞，不知道該怎麼回應。

婚姻內的性，真的能夠由一個沒有婚姻經驗的醫師提供意見嗎？這種東西在教科書裡面會寫嗎？如果有寫到，那真的可以一體適用於所有狀況嗎？如果沒有寫，那麼臨床意見真的能確保具有嚴謹科學考驗的價值，而不會流於個人意見嗎？

這些問題是臨床上每天都要碰到的事情。接觸患者越久，我也學會更為保留自己的立場，而花更多時間理解對方的想法。因為在臨床實務中，常常不易確知科學建議與個人意見的界線何在，為了不要讓自己變成另一種宣道家，我選擇安靜聆聽。

住院醫師大概是第二年會開始心理治療的訓練，每個人跟督導醫師商量過後，可以由等候治療的個案名單中挑選（當然也有被指派）治療個案，然後開始進行。儘管在訓練中也同樣要求以認知行為取向來進行治療，不過我偏好採用的取向主要是心理動力導向的，主要以發掘個案精神深層的精神動力特質為目標，希望個案在這個過程中獲得對自我的洞察。治療者被要求要節制自己的發言。一次約五十分鐘的治療時間裡，我通常說不上兩分鐘的話；其他的時間都是專注地聆聽個案的言語。

實際進行治療才知道，要做到不只是聽（hear）而是聆聽（listen），是多麼耗費心力的事情。聽只是一種單純的被動生理反應：對方說話產生的音波進入我們的耳朵，經由鼓膜、聽小骨傳到聽神經而終於腦部聽覺區，我們因此「聽到了」。生理上來說，我們並不能「關上耳朵」。然而聆聽卻是種主動的過程，是指接受了對方的言語訊息之後，接收者開始理解、解碼並領會的過程，當中牽涉到知性歷程也包括感性反應。聆聽的重點既包括字面所指，也包括字面並未指涉，但影射或隱藏的那些事物。對於聆聽者來說，「他在說什麼？」跟「他想要說什麼？」以及「他說這些事情是不想要說什麼？」可能都是同時發生的考慮。在聆聽同時要思考這些事情，還要給出適時的回應，並不是件非常簡單的事情。尤其是初學者所能憑藉的解讀架構有限，往往會在聆聽時，自己也陷入一種混淆又混亂的狀態，不停地詢問自己：「現在是怎樣？他在說什麼？我要怎麼反應？」

我在聆聽個案的言語時試圖去理解他所要表達的意思，也可以想成類似文學裡面所謂「互文性」的現象，也就是說我以為的理解，其實是我先前在其他地方所閱讀的知識與文本，與當下聽到的內容縱橫交錯，重新編織出來的意義之網，因此意義總是在轉譯、綜合、比對、混和的多重交疊過程中產生，因而是多變的。

「他想要表達（或避開）的那個東西，跟我上個禮拜念的佛洛伊德有什麼關係？」（以下略過聯想的心理動力理論三千字）

「那些被表達或者避開的東西，聽起來會不會跟我上次那個個案很像？」

這樣的問題簡直可以無止無休地下去。作為治療者的我常常在這種思考是什麼／不是什麼或者想要發言／不發言的張力中糾結萬分。在腦海裡的自問自答過程中，我需要召喚學過的理論、督導的說法、同儕茶餘飯後交換的治療心得，以及自己過去以來所有知道的、聽過的、想過的相關事情，然後才能拼湊出一個「我以為的」那個「什麼」。雖然我那五十分鐘當中大多沉默不語，但我的心底常常過於喧囂。每次治療之後，我也需要很多時間休息。然而，為了督導需要，我還得再把治療內容抄成文字，又因此溫習了治療中的矛盾心緒。

除了這些智性的思索，聆聽的同時也同樣感受著自己情緒的翻攪。治療者並沒有義務要喜歡被治療者，但不可避免地一定會在治療中產生很多情緒。精神動力學派的治療者也要把自己對於被治療者所產生的情緒與聯想也同樣當成分析的題材與理解的途徑。這些又會使得聆聽的當下更糾結在腦與心的混亂狀態中。記得我第一個學習心理治療的個案在進行了幾次治療後，忍不住問我：「我想問你，為什麼要挑選我這個人做為你的個案？」我當下不知道該如何回應。是要說「因為我對你的情況感興趣」（我的OS：「你的情況有什麼讓我感興趣？」），還是說「因為我們專科醫師訓練需要有治療經驗」（OS：「這樣說會不會太傷人？而且這是我的真心話嗎？」），又或者我要把球丟回去，反問她說：「你怎麼想呢？」（OS：「我每次都要這樣以問代答嗎？這是治療必要的對話技巧，還是我做為治療者的逃避方式？」）

當然，這是初學時的困窘。隨著經驗日多，這些反應也會逐漸純熟，對於理解與思考的糾結也多了更多耐性。多出來的耐性並不純然是因為更有洞察力，更像一般人想像那樣「看穿心理」，而是對於自己的無知更能忍受，也更能等待個案開展他的生命敘事並欣然接納，或者對於自己用來歸結整理他人話語的分析取向更為透徹清明，而可以退一步「偶開天眼覷紅塵」，像是離魂一樣，端視著治療室裡坐著的兩個人之間發生的事情，然後帶著「可憐身是眼中人」的情緒，同樣理解說與聽的兩造。

這樣的治療體驗顯然與門診問診、開藥、討論副作用等等過程大相逕庭，不過倒也不是格格不入。如果挪用這些聆聽的技術與心法，其實門診也可以提供簡短但有一定效用的心理治療。有一次某主治醫師跟我們說：「你們不覺得精神科的訓練很妙嗎？很多時候我們不是用藥物治療個案，我們把自己變成藥物去治療個案。」在心理治療中，我們藉著把自己變成聆聽者而非指導者去治療個案；我們藉著無為而無不為。

我曾經用《聖經》裡面〈雅歌〉的一句話形容這種態度：「不要叫醒我所親愛的，等他自己情願。」不只等他，也等我自己情願。從心理治療中鍛鍊的治療者之自我，與一般醫療接觸所形塑的醫師自我，形貌差異很大。後者要扮演的常是求助者眼中無所不能的大智能者，能在困難處果斷，能在苦難處領導；但是，前者的形象則更毋寧是求助者身邊安靜且溫柔的小陪伴者，能在感動處嘆息，能在困頓處擁抱。日後我讀到美國人類學家譚亞．魯爾曼（Tanya Luhrmann）對於美國精神醫學的民族誌作品《兩種心靈：一個人類學家對精神醫學的觀察》，才更深刻了解那個在我訓練期間，曾經讓我內在撕裂卻又相輔相成的感受何來：要一個人同時又要擔任智能者來領導，又要擔任陪伴者來共感，談何容易。

回過頭來說，我那幾年的訓練與其說是專業知識的增長，更多時間是在處理自己如何應付專業角色索求的多重投射，而大多時候我並沒辦法做得很好。有時候我會放棄陪伴者的立場，只挪用我的知識詳細且清楚地告知開立藥物的作用與副作用、治療效果與病程轉變，而對患者或者家屬因病而起的哀傷徬徨置之不理；有時候我會坐在陪伴者的位置，什麼也不說，專注地聆聽並接下對方言語裡面的澎湃情緒或言外之意。前者容易讓我感覺單調，使我枯槁；但後者容易耗神，使我很快感覺即將燃燒殆盡。

到底什麼是「治療」呢？我常常忍不住問我自己。一個簡單的回答是消除症狀，恢復健康。這在身體導向的醫學裡面似乎並沒有太多爭議。我平常門診開藥治病的模式裡面，也符合這種直接了當的概念：你有幻聽妄想，我開抗精神病藥物；你有憂鬱症狀，我開抗憂鬱劑；你有焦慮失眠，我便開立鎮定安眠藥物。所謂專業，便是精確控管劑量與使用時間，審慎評估症狀改善狀態，並因應副作用發生而調整治療策略。我頭幾年訓練中大多都在做這件事情，而且我相信做得還不錯。

然而訓練中後來開始加入心理治療的部分之後，很多未曾被質疑過的基本問題與哲學原則就開始搖動，而需要重寫一個自己可以安身立命的定義。例如，在醫療行為裡，何謂「症狀」又何謂「健康」，常是個饒富趣味的基本問題。太過執著這些問題，便常常在治療關係中覺得這也不是，那也為難：憂鬱難道不該是生命的本來面貌？焦慮難道不是文明生活的個人刻畫？瘋狂是否真是個人因應現代理性的極度反抗？

這樣的探問，顯然就不再是醫學的範圍，而是社會科學或者哲學的領域。我若承擔醫師之名，便不該跳出醫學框架去回答一個非醫學的問題。然而，又是誰能確定這「非醫學」呢？學科之分不正是人心之別？我們以為這世界可以用醫學、哲學、社會科學拆解成不同的部分來理解，但自然從來不曾這麼定義自己。當然，病人也不會只把自己的問題切分成醫療的與非醫療的，然後只拿醫療問題來請教我們。

從這角度來看，我甚至認為聆聽是我從住院醫師訓練中學到的最大功課，因為聆聽讓我反思，也讓我和患者連結。學院教育的內容是要我們記得這個那個，且能有效表達；聆聽因此在學院教育成為相當邊緣且易受忽略的素養。然而，經由聆聽，我們才能真正理解他人與自我，並學習謙卑和忍耐。這或許才是教育更重要的功能。錢鍾書解釋「教育」（educate）這個字的字根是「引出」的意思，是要引出學生內在的渴望與潛能，而非灌輸訊息與教條。從這個角度來說，醫院給我的專業訓練無形之間變成我的養成教育，因為我在治療他者的過程中也形塑自己的世界觀與人生觀。這些觀點並不限於精神醫學知識（雖然的確要花很多時間學習最新發現與知識系譜），而是深刻體驗自我如何在朝向他者的連結與照護當中養成。自我的養成因此是雙向的：向內也同時是向外。

例如，在我開始心理治療的訓練與督導的同時，我仍需要照顧當時開放式病房當中的患者。指導我病房照護個案的主治醫師，某次在個別督導時遞給我一本書：「我們下次來念這本書吧，當成是你在病房照顧病人的背景知識。」我接過來一看，原來是一本《社會學》。照顧精神科病人為什麼要讀社會學？這又怎麼影響我日後改念社會學的選擇？那又是另一段故事了。

惡與病

然而困難的常常是，邪惡與生病並不是那麼容易區分的，而且常常有程度的考量。犯罪行為往往牽扯到非常幽微的心理動機與決策過程，有時候也不是一句「一時衝動」、「預謀犯罪」就可以概括說明。我每每在詢問當事人「你那樣做的時候是怎樣的情況」的同時，會想起尼采的名言：「你凝視深淵的時候，深淵也凝視著你。」

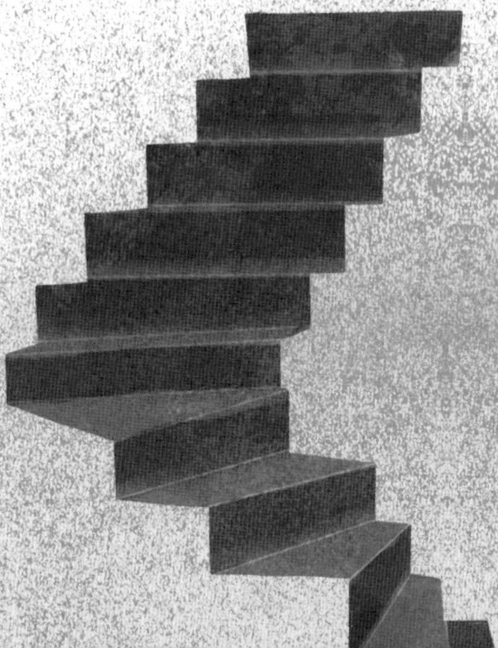

與絕大多數科別相比，司法精神醫學大概是精神醫學訓練的最大差別。除了法醫學科以外，我甚至想不到有哪一科需要特別訓練住院醫師為法庭要求的鑑定需要而特別設置訓練課程。某種程度來說，這也意味著精神醫學的實作有很大一部分與法律系統的需求息息相關。歷史學家葛石定（Jan Goldstein）的研究指出，十九世紀法國精神醫學的專業化，與當時精神科醫師在法庭上成功宣稱某些精神病態只有他們能夠明確診斷，有著明確的關聯性。日治時期的台灣精神醫學，也會以司法審判過程中的精神鑑定資料作為教材，來教授醫學生相關的精神病理現象。

司法精神醫學的實務中有很大一部分是指精神科醫師接受法院委託，對民刑事案件的當事人提供精神狀態評估，作為法庭審案的參考證據。實務中比較常見的是要求精神科醫師對犯行當下的精神狀態提出評估報告或者是特定個案的精神狀態是否還合適處理自己事務。前者屬於刑事案件，後者屬於民事案件。這些是當時我受訓時的接案大宗。對於訓練醫師來說，我們的工作就是在上級主治醫師指導之下完成鑑定面談，並綜合其他團隊成員的檢查與評估資訊

（例如心理或智能報告，以及其他生理檢查等等），彙整所得並提出法院需要的報告。因此，住院醫師的司法精神醫學訓練，也環繞在法院委託當事人的精神狀態評估與報告撰寫這兩件事情上面。

接受精神鑑定的訓練是種非常特殊的體驗。首先，這不是治療性的情境，所以醫師並不能像一般狀況那樣，先決地信任對方，而要保有適度懷疑態度，將個案的陳述與其他資料來源相比對。其次，儘管鑑定的重點並不在確認案發事實，而在於法院要求的特定事項，但事實澄清與法院要求事項常常會相互牽連，所以無可避免地在鑑定詢問時會進入案發事件的細節。這表示醫師本身也等於要進去那個事件重新經歷一次。如果是民事案件常見的行為能力判斷（例如監護宣告或者輔助宣告的鑑定，當時還叫做「禁治產」鑑定），情緒倒也不會產生太多波濤洶湧。但是如果是刑事案件，鑑定重點在於案發當時受鑑定人的精神狀態，以便推論其責任能力，那麼我們不免會詢問到案發過程，那就等於讓受鑑定人帶我們走過一次刑案現場。那通常就不會是一個太愉快的經驗：不是有人死了，就是有人傷了。

鑑定有其法理基礎，牽涉到犯法後的懲罰目的。一般來說，對於觸法行為的懲罰，針對的是犯行背後的犯意。若是犯罪人本身因疾病或者智能障礙等原因無法形成犯意，那麼懲罰其犯行就不恰當。簡化一點來看，法律懲罰的是邪惡的意志，而精神科醫師被法院要求的是把那些看似邪惡、實為生病的人挑出來，讓他們接受治療，而非懲罰。這樣才是恰當的分流管理方式。犯法行為的背後是邪惡還是生病？這便是精神鑑定的一個根本問題。

然而困難的常常是，邪惡與生病並不是那麼容易區分的，而且常常有程度的考量。犯罪行為往往牽扯到非常幽微的心理動機與決策過程，有時候也不是一句「一時衝動」、「預謀犯罪」就可以概括說明。我每每在詢問當事人「你那樣做的時候是怎樣的情況」的同時，會想起尼采的名言：「你凝視深淵的時候，深淵也凝視著你。」想要直視惡的本質並區辨是否有病的成分，常常讓我暈眩不已。我記得經手的某個案子是確診精神病的犯人殺害了他的朋友，他在犯案當時的確有明顯的妄想症狀干擾，覺得周遭人等都對他不利，但他也承認當時痛下毒手的當頭的確對朋友感到憤怒。那麼下手殺人的那一刻，憤怒情緒與精神症狀的關聯性是如何呢？對於其犯行各有多少影響呢？當時我便不得不捫心自問：殺人當下，驅使他如此行為的動機，是病還是惡呢？或者，再困難些，我何德何能，能夠判斷這件事情呢？

這樣想下去，簡直無止無休。還好我只是受訓者，所有報告出去之前，都還要跟上面的主治醫師商量討論，經過他們同意認可之後，才能送出。感覺上不是只有我一個人扛著這份重責大任。

某次，我旁觀了一場鑑定會談，被鑑定人是個婦女，她犯的罪是殺掉了自己的兩個孩子。當鑑定人在窄小的會談室裡面詢問她說：「你那時候拿起繩子的時候……」我在旁邊感覺自己吸不上氣，快昏過去了。

一個被失業與疾病雙重折磨著的慢性思覺失調症患者，喪失了自尊也沒了自信。終於在某次爭執中，拿刀重傷了朋友。他拿起刀子砍向朋友的背後，有多少是對朋友不諒解的憤恨，有多少是疾病造成的情緒控制不良呢？又或者殺了小孩而後自殺的憂鬱母親，有多少動機是因為自己以為小孩沒有自己無法獨立生存，所以需要同赴黃泉？有多少部分是因為母親的憂鬱其實隱藏了對配偶的憤怒，所以想要把同樣帶有對方血脈的小孩一併毀滅？

雖說精神鑑定並不需要回答所謂的終極問題，也就是當事人在犯行當下是否符合法律要求的減刑或免刑條件——這個判斷是法官的職責。但是實務上，彼時的鑑定報告還是常常需要我們針對這個終極問題出具某種專家意見。對於鑑定醫師，心底總有一把自己的尺去裁量那個問題的答案為何，不管事實上要不要寫出來。

王國醫院素有源遠流長的精神鑑定傳統，因此接受鑑定的案件既多且雜。由於醫院的地位具有相當公信力，此處經手的鑑定案不乏社會矚目的大案子，而且常常是重複鑑定的案例，也就是別處已經鑑定過，但不同層級的法院又要求再鑑定一次。以刑事案件來說，鑑定若發生在案發之後不久比較好，因為此時當事人的精神狀態與犯案時的精神狀態較為接近，記憶也比較清楚；但是以王國醫院接到的重複鑑定要求來說，往往已經案發多時。這時候鑑定起來就變得相當複雜：既要考慮時間因素造成的回憶扭曲，還要參酌先前幾次的鑑定結果，以當時專業鑑定人所見所記做為此次鑑定的參考，像是拼湊一個不知道遺失多少碎片的拼圖。

某次我接到的鑑定個案即是一個重複鑑定的案子，問題是鑑定當下距離犯行已經相隔五年。這個案子經過多次審判，依然無法定讞。其中一個關鍵，在於對於犯案人犯行當下的精神狀態仍有疑義。為求謹慎，我們那次罕見地讓當事人住院鑑定，希望能夠更全面性地觀察她的言語、行為與精神表現，以確保鑑定報告能夠正確真實。那個當事人後來住院了一個多禮拜，我們的鑑定團隊也就此進行多次討論，最後才讓她出院，並且綜合了汗牛充棟的文件之後，寫出了一份篇幅頗長的鑑定報告。那次報告送出去之後，我終於能夠從幾個禮拜的緊繃心情中解脫。

雖然柯南的口號是「真相永遠只有一個」，但是鑑定實務卻告訴我這句話的但書：「如果你確定是你以為的那一個。」這個但書看似削減了鑑定報告的正確性，但是這可能是最貼近真實的一種敘述。鑑定人並不能把時間撥回事發的那一刻，然後在旁邊觀察，只有科幻電影可以這麼做。所以，鑑定所為就如同史家重建歷史現場，只能以最嚴謹的精神與最仔細的態度，憑藉手中擁有的有限證據，去推估一個最可信的真實，然後依此判斷當事人的精神病理與當下的精神狀態。有多少分證據，說多少分話，再沒有比這樣的態度更踏實地貼近科學求真的精神了，但這就是我們所能掌握的最好狀況。

因為鑑定不免會接觸犯罪人與犯罪事實，印象中，受訓的那幾個月，我在閱讀大量的法庭文件後，連作夢都會夢到傷害殺人的情節，睡眠品質大受影響。除了這些刺激感官與心靈的事件，鑑定個案的討論與深究也常常顛覆我的既定想像。有次鑑定一個性犯罪的案子，犯罪人跟未成年少女發生性關係而被逮捕，依照當時法律規定，我們需要鑑定確認犯罪人是否有治療可能與必要性。鑑定完以後，我奉命去找從事司法鑑定多年的老教授，報告會談發現與初步的鑑定所得。教授聽我報完案件內容與鑑定過程之後，問我這個人是否符合戀童症的診斷，或者是反社會人格的條件。這些問題我在鑑定之前都已經想過，鑑定當下也已經確認，因此肯定地跟教授回答說，這個案子不符合這兩種診斷。

老教授已經退休多年，但是仍在醫院裡保有一個靠近馬路的小辦公室。他聽我報告時，眼神多半看著外面的車水馬龍，偶爾才回過頭來看我一下。他聽我講完，沉思了半晌說：

「你說他不符合反社會人格的診斷。」

「是的。這個人的過去人際史、職業史、犯罪史等等，案發當時的情況跟會談當下的表現都不符合這個診斷。」我恭恭敬敬地回答，詳細引述診斷標準，想跟教授證明我所言有據，不是隨口說說。

教授似乎並沒有聽進去我的辯白，繼續看著明媚陽光下的路邊行人，沉默了半晌。他伸手摸摸頭，整理一下他稀疏的頭髮，像是跟我說話，又像是自言自語地說：「如果這個社會自己都反社會了，你要怎麼判斷一個人有反社會人格？」

「……」大哉問。

專科口試

當時專科醫師考試分為筆試和口試兩個關卡。筆試一年一次，很少刷掉人，但是口試是真正會當人的試煉，一年舉辦兩次。精神科專科醫師考試是有名的難考，它採用真實的病人作為口試的題材。

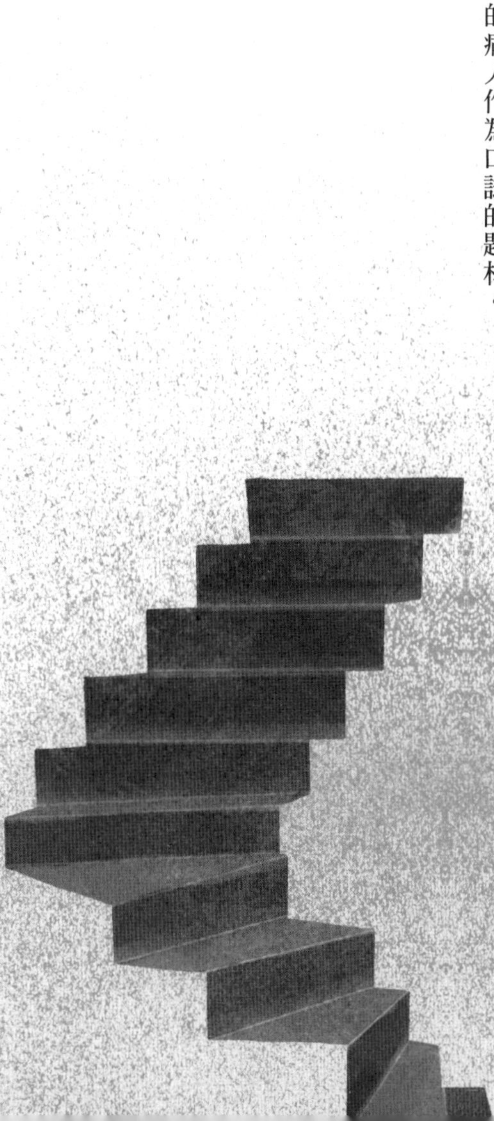

精神科住院醫師的訓練共四年，最後一年會擔任掌管不同業務的總醫師，分別負責行政、門診和教學。這一年的訓練被認為是成為獨當一面的專科醫師所必要的技能，但此處所謂的技能不完全與臨床診療相關，更多是行政協調與組織運作的實際歷練。儘管這些能力是實際領導未來治療團隊的必要能力，但是並不是最後這一年當中大家的注意力焦點，因為所有精神科醫師都知道，其實最後這一年最重要的任務，就是考過專科醫師考試。

當時專科醫師考試分為筆試和口試兩個關卡。筆試一年一次，很少刷掉人，但是口試是真正會當人的試煉，一年舉辦兩次。精神科專科醫師考試是有名的難考，它採用真實的病人作為口試的題材。考生必須在四十分鐘內跟一個素昧平生的患者進行診斷會談，然後整理出可能診斷以及治療方向，報告給在場的考官們聽。考官再以考生的考試表現，做出通過或不通過的決定。

就往年的經驗來說，專科醫師口試及格率每年不同，但一年下來總會刷下不少個考生。沒有考上專科醫師的考生，在求職上也會面臨相當的困難。畢竟專科醫師證書是很多醫院聘僱時重視的資格，沒有了這個，在取得職位、協商薪資，或者是要求工作條件上，都會相當不利。

王國醫院是個聲名卓著的訓練醫院，但是精神科住院醫師在專科考試上並不盡然一帆風順。我同屆的同事都是一次考過，不過我需要考第二次。回頭想起來，這個重考的經驗深遠地扭轉了我未來的人生走向，可以說柳暗花明又一村。有時候我會想：如果第一次的專科口試我就通過了，或許就會斷了繼續求學的念頭，那也就不會有後來出國進修、轉換跑道的選擇。美國詩人佛洛斯特有名的詩〈沒有選的那條路〉裡面說：我們看到了分歧的兩條林間路，選擇了這條而不是那條，我們的人生就從此不同。套句現在流行的話，就是進入了不同的多重宇宙，也許在某個多重宇宙，會有個人願意跟我報稅、開洗衣店，或者是有醫院願意用一個月五十萬的薪資來聘請我（並沒有）。

不過，每一次失望都把我帶到這一刻。第一次口試是在我家鄉的某醫院舉行，我是早上第一場的考生，同場還有另外五個考生。我的患者是一個瘦小的男性，是個住院病人，主要的抱怨是情緒低落，食慾不振。雖說這個案感覺起來就是個憂鬱症患者，但我還是竭盡所能，對他進行了全面性診斷性會談，掃過主要的精神病與精神官能症診斷，以及酒精、藥物的使用，同時也排除身體疾病或腦傷等考量的評估。最後我還是下了重度憂鬱症的診斷，不過考官們似乎對我的口試並不滿意。我完成口試之後，感到身心俱疲，反覆回想剛才的口試過程，也想不出來哪邊犯了明顯的錯誤。惴惴然，我回家休息，但是中餐前就接到通知：我沒有通過。

是因為我的診斷錯誤了嗎？還是我忽略了哪些問診會談的必要因素？我忍不住反反覆覆地想，無從得知讓我無法通過的致命錯誤是什麼。這樣的考試嚴格來說並沒有標準答案，而是整體表現的評估。一來，精神科的診斷很多時候也不是一次會談就可以簡單得出，而且不同診斷者對於患者的診斷也常常有差距；再者，每個參與考試的患者也可能有著不同的狀況，如果出現非預期的突發狀況，考生的處理若與考官設想的標準不一，常常會導致扣分的情況。例如同場另一個考生碰到的患者剛好當天要出院，因此無心回答問題，只是不停地詢問「那我可以回病房收拾東西了嗎？」讓那個考生心裡反覆想著：「要不要提前結束會談，以表示我尊重患者意願，還是要想辦法撐滿四十分鐘，表示我能夠說服病人配合，讓我完成評估患者的任務？哪一種才是理想合宜的專科醫師表現？」因此很難定下心來。所以，這樣的考試更多時候是在要評估考生與病人初次見面的情境之下，如何因地制宜地收集資料、歸納分析，得出可能的診斷，並且提出治療方案。這些不確定因素因為難以預想與演練，也往往構成了精神科專科醫師考試前那股強大焦慮感的主要來源。

很多老鳥會告訴還沒考的考生，說口試無非是一場表演，意思是考生的任務有時候並不是洞察患者疾病真相，而是「表現出自己可以」洞察患者疾病真相。表現是此中的關鍵字。但如果把口試當成一場表演，那就會有三種類型的演員：考生、考官（在場兩人、巡場一人）與病人。這三者必須和諧搭配，才會有成功的演出。對考生來說，演出成功就是考試通過。

既然要演出，就需要排演。而且為了適應不同的場地、環境甚至是表演的成員，我們整個第四年訓練必須拜訪許多不同的醫院，邀請可能擔任考官的前輩醫師來排演這場演出，官方的說法是請前輩們指導我們的會談技巧。這樣做有幾個好處，一是讓考生認識不同考官，尤其是所謂的考場「殺手」，了解他們的問診跟診斷習慣，這樣比較知道怎麼在他們手中取得通過分數；二是讓他們認識我們，這樣如果在考場上碰到了，見面總有三分情，也許通過的機會就大一點。

王國醫院素以思覺失調症研究著名，而另一家醫學中心則以躁鬱症（或稱為雙極性情感性疾患）的研究聞名，兩邊各擅勝場。有一次我在另一邊接受某位資深醫師的會談指導。那一次出場的病人在我看來是個不折不扣的思覺失調症患者。然而我知道這位前輩醫師的專長在於診治躁鬱症，因此我大膽地在會談時著重於病人過去病史中的情緒起落，並在最後的報告中給出了躁鬱症的診斷，或至少是情感性思覺失調症（一種兼有思覺失調症與躁鬱症特性的疾患）。結果在事後評論的時候，這位前輩醫師大大的稱許我，說我對於情感性疾患的了解相當好，能夠在這樣的病人身上問出許多情感起伏的症狀。他並沒有說我這樣的表現是否會通過，然而這樣的評語似乎暗示這樣的結果，我當下感覺自己的冒險嘗試似乎成功取悅了這位前輩。

評論結束，大家準備散去，這位前輩醫師走向我，輕聲說：「其實你知道這是個慢性思覺失調症患者，是吧！」我當下感到非常不好意思，彷彿是自己的小把戲被看穿了。然而前輩並無不悅的神情，彷彿我願意在他面前把思覺失調症患者往情感性疾患的方向診斷這件事情，讓他感覺備受尊重與肯定。對我來說，再沒有什麼事情比這個練習的經驗，更能說明口試會談的表演性格了。

我大學時曾經囫圇吞棗地讀過社會學家高夫曼的《日常生活的自我表演》。他把一個人呈現於社會情境中的自我，想成是一場表演，需要當事人刻意的管理：哪些形象可以讓人所知，哪些東西則必須留在後台。專科醫師口試這件事情，給了這種自我表演一個實際的範例，一個真實的舞台。

第一次專科口試沒過之後，我消沉了好一陣子，畢竟這是我人生中第一次考試失利；但也在那段時間裡，我仔細思考在接下來的人生舞台上我需要扮演什麼樣的角色。過去幾年專科醫師訓練中，每天心心念念的都是專業知識的增長、病人的照顧、醫院的要求、考試的需要，可是卻很少想「我想要成為什麼樣的人」。那一次考試的挫敗，把我放在一個懸置的狀態，停在原地等待下一次考試的到來。沒有專科證照，我也沒法提早找未來的工作選擇，談未來的工作條件。對我來說，這是個絕無僅有但也彌足珍貴的經驗。在那段等候期裡，我決定去參加碩士班甄試，準備未來半工半讀，研究精神醫學史，而這開啟了我日後二十多年不同的人生路。

若要延伸高夫曼的戲劇比喻，其實不只有精神科專科口試本身是場表演，整個四年的精神科專科醫師訓練也是場表演訓練，訓練我們在臨床工作中順暢且自在地表演。我學習如何作為一個成熟且專業的精神科醫師，學習如何治療病人、經營團隊、統整意見、制定策略。從戲劇的角度來看，這些都是我們作為精神科專科醫師這個身分時，表現在前台的形象。四年的訓練足以讓我們嫻熟於這樣粉墨登場，說學逗唱，但是也更讓我們清楚：那些留在地下辦公室裡的話語、對談、狂想、相濡以沫，正是高夫曼筆下的後台風景。

真實生活中的門診時間，往往不容許我們用四十分鐘去問診一個病人，而常常是兵荒馬亂的十五分鐘或者更短。然而，不管是四十分鐘或是十五分鐘，所有的臨床交會都有這種戲劇般的樣貌：他扮演病人，我扮演醫生；他代表痛苦，我代表療癒。回到地下辦公室，沒有病人的眼光，這時候我們才能換上另一個角色，和其他在此工作的同伴共同生活。

我還記得總醫師那年，有一段時間每到五點下班，我們就會借用地下室的討論室放電影，那是我們幾年前大家囫圇吞棗，念著德勒茲《反伊底帕斯》的地方。當時的電影是我們在中午吃飯的時候溜到重慶南路，向馬可孛羅麵包店旁的藝術電影小販買的。我們在下班後的傍晚放著自己喜愛的電影，我是這樣看了宮本輝的《泥河》與《道頓崛川》，讚嘆於松坂慶子的美貌和真田廣之的瀟灑。途中如果有同事願意加入，那就自便；如果沒有，我們也就靜靜的看完，然後在夜幕中回家。

人生如戲，戲如人生，那一年精神科病房搬遷到了醫院的其他地方，因此生活的動線也隨之更改。住院醫師辦公室還是在原來的地下室，可是由於病房距離較遠，待在辦公室的人也就變少。我當時並沒有意識到這是一個時代的結束，只以為這將是我訓練時期的尾聲。第二次的專科醫師口試在隔年的春天舉行，我的訓練即將在隔年夏天告一段落。

第二次口試在工作地點城市的另一家醫學中心。為了一雪前恥，我事前做足準備，要來應付各種困難個案：多重診斷、人格違常、藥酒癮併發精神症狀等等。卻沒想到碰上了考生口中所謂的「簡單考題」：那是一個年輕、剛發病兩三年的患者，剃著小平頭。他當時正在住院中，而且顯然清楚知道今天是場考試，所以在我開場白說完以後，他便恭恭敬敬地接口：

「報告長官。事先已經有人跟我說明今天的狀況了。我跟您報告我這幾年生病的經過。」

然後就把自己的病程與症狀清楚陳述出來，包括耳朵有聲音不停地罵他，批評他的舉止，嘲諷他的語言。

「現在還有嗎？」

「還有。我剛剛跟您說話的時候，那聲音就笑我：『你幹嘛這麼乖。』病房醫師跟我說這個聲音就是我的症狀，我住院吃藥以後有比較少也比較小聲了，不過偶爾還是像剛剛那樣，忽然間會跑出來。」

這麼手到擒來，反而讓我顯得有點手足無措，因為並不需要太多的問診技巧就可以輕鬆診斷。診斷確定之後，治療計畫也就相對地明確許多。我順利地完成了口試，離開考場。在醫院門口等計程車的時候，我就接到電話說我確定通過了。

按道理，我應該感覺非常高興，畢竟這是長久等待的好結果，也終止了我這段懸置的時間——我終於可以開始找下一份工作了。可是在那一刻，我卻有一種強烈的空虛感，像是演了一段好長好長的戲，滿身疲憊。我現在終於可以下台一鞠躬了。

這一次離開你，便不再離開你了

我當總醫師的時候不滿三十歲，對我來說，眼前擺著的精神科專科醫師生涯，意味著未來四、五十年的漫長生活，而這個漫長的未知讓我感覺害怕。儘管我喜愛探索人類精神與心理的奧祕，但不趁著年輕抓著些什麼，我很可能就這樣錯失了「還可以怎麼樣」的機會。

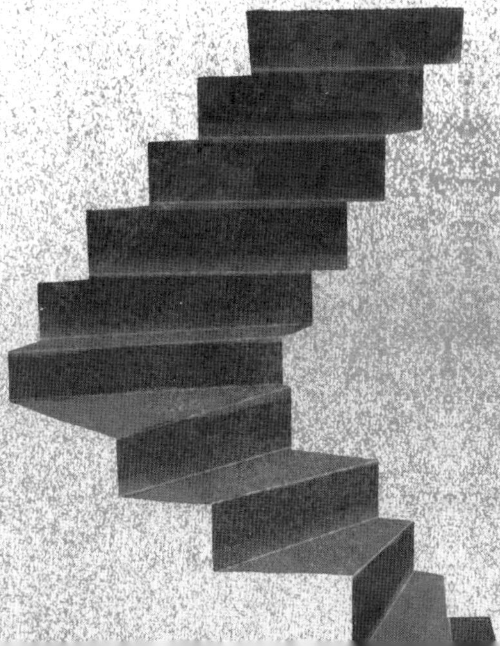

軟技能，讓我得以帶領治療團隊，以及「老師放手自己學」的教學態度下訓練出來的自我充實技能（或者說求生本能？）。

離去既成定局，我們就不需要為了留下來而刻意表現，可以把這最後一年的訓練時間當成是一段漫長的告別。我在醫學院和醫院總共待了十一年，要說對這個地方沒有情感，當然是違心之論；但是要說難以割捨，無法分離，那又顯得矯情。畢竟人生總是有許多的分離：很多人是上大學的時候第一次與原生家庭分開居住，然後在婚嫁之後，抽離了原生家庭而組成自己的家庭。如果有養兒育女，又要在他們長大之後再度分離，進入空巢期。最終我們還要退休，與我們的工作分離；要與我們的所愛之人分離；最後再與這個世界分離。相比於相聚的稀缺短暫，分離無處不在，恆常久遠。想通了也就釋然。相熟的「老大」常講的一句話就是：「人生就是這樣啦！」

俱往矣。大學時候流行陳昇的《二十歲的眼淚》，這是首離別之歌。雖然歌詞故作瀟灑，頗有灑狗血的浪漫主義之嫌，但套用裡面兩句歌詞來形容當時的心情，還是滿貼切的：

是二十歲的男人就不該哭泣，因為我們的夢想在他方；
到四十歲的時候我們再相逢，笑說多年來無淚的傷痛。

然而我的考慮並不只有處理分離這件事情，更多是在於我要如何安排未來的人生。我當總醫師的時候不滿三十歲，對我來說，眼前擺著的精神科專科醫師生涯，意味著未來四、五十年的漫長生活，而這個漫長的未知讓我感覺害怕。儘管我喜愛探索人類精神與心理的奧祕，但不趁著年輕抓著些什麼，我很可能就這樣錯失了「還可以怎麼樣」的機會。我希望過了生命的轉彎處，路邊的草叢還能跳出一隻令我驚喜的兔子，讓我繼續轉彎，就算最後彎成了費里尼的《大路》，有著粗暴的馬戲表演者跟被虐的小丑女等著我，那也是一種命定的歸宿。

於是我在等待第二次專科醫師口試的期間，跟相熟的士官長與「老大」商量之後，決定去報名研究所甄試，並且順利通過，因此轉向醫學史的學習。我打算利用醫學史研究作為理由，讓我自己有足夠時間沉浸在精神醫學的相關議題裡面，例如好好閱讀精神分析的早期文獻。當然進入研究所，接觸了新鮮的東西，又進行了人生再一次轉向，這就是另外一個故事了。

分離與追求是一體的兩面。我們與此處分離，常常是為了追求什麼而去了彼處。分離是人生軌跡不斷推移的必然，是時時刻刻當下變成過去的歷程；追求則是朝向下一站的渴望與移動，是指向未來，化潛在為實際的嘗試。難於分離，往往不過是怯於追求。但當與自我分離的是某個權威象徵的時候，那麼則又是另一番含意。

精神分析中的隱喻常以小孩與父母為核心，描繪並標誌小孩從出生到長大的過程中與父母之間的情感關係，並以這些關係的特質與變化，作為成年以後心理困擾的基礎條件。例如佛洛伊德提出過伊底帕斯情結這個概念，他借用古希臘伊底帕斯王的傳說，說明一個男孩在成長中如何處理與母親之間的親密連結，以及與父親之間那種恐懼、崇拜，而最終轉為仿效的成長過程。小男孩試圖在成長過程中抹去了原初的欲望與恐懼，也重寫了自己與父母的關係。但某種程度來說，這種「重寫」並不是撕去重寫，而是像是羊皮紙書寫般的擦掉重來。很多時候擦不乾淨，這些「童年」的情結就此埋下，讓它們日後從無意識中浮現，在夢裡回歸，或者成為某種鄉愁般的精神官能症，複製但也變造個體真實生活中與父母之間的關係。有一次，老教授在集體心理治療督導時，自顧自地在我們幾個後生晚輩前講起他自己的夢：他在夢中是個小孩，走過一座大橋，矮小個頭的他抬起來看著巨大得像要吞噬天空的橋體，產生強烈敬畏感。「那應該是我對於我父親的感受吧！」老教授喃喃自語。他父親在日治時期開了大商會，包攬了許多公共工程，就連我們當時所在的精神科大樓，也是他父親的建築公司蓋的。

教授彼時已經退休很久，我們可能是他最後一屆帶過的團體心理治療督導成員。我還記得我們當時幾個住院醫師面面相覷，不明白教授為何在督導裡面講起他的夢而不是我們的。

其實，他有問我們做過什麼夢，但我們支支吾吾，都想不起來上一次作夢是什麼時候了。關於即將離開王國醫院，我更是沒做過什麼夢。夢是無意識願望的達成，但留下來在彼時已經不是我的願望。也許那個時候，急著探索「還可以怎麼樣」的心情勝過了仰望撫育我茁壯成長的組織與建築，我也許真的走過了什麼巨大的橋，但既然過了河，也就不復歸來。當然，總是自己告訴自己說：種子要飛得遠，把品種擴展到陌生的領域，才對得起滋養生命的母樹；但是更底下的原因還是一個未完成的青春期想望：他方總顯得比此處更有許諾。一如我十七歲離開了原生家庭到台北求學，就越行越遠，直到日後到國外繞了一大圈之後，才看透許諾的極限，倦然歸去海島上的家。又或者，對我來說，家一直是個太遠的夢。

總醫師結束前，按道理會有許多飯局，用吃吃喝喝結束這四年的生活。事隔多年回頭想起來，也記不清楚吃過哪攤，更何況，很多去過的店現在也不復存在，消失在時光之流。

結束住院醫師訓練，也同時結束我在永康街的蟄居生活。我在初夏跟房東告別，並且把買來之後就不太靈光因此閒置數年的二手冰箱一個人由五樓搬到一樓門口，等著環保局回收。我氣喘吁吁地爬回頂樓加蓋的租屋處時，看著空蕩蕩的房間，這時候才清楚地感覺到：我又回到那個剛搬來台北時候的樣子，多了些什麼，也少了些什麼。我想起年輕的詩人葉珊這麼寫，而我要用他的話留給醫院、留給台北、留給我的青春揮灑過的那片天地：

我說我要回去了，這海岸到底不屬於我。你說，但我屬於你。我說我要回去寫詩了，我是屬於寫詩的人，我要寫一首七節的抒情詩。臨走時我們在路上話別，這一次離開你，便不再離開你了。

於是我悄悄地離開台北，去了另一片陽光海岸。

尾聲
煙消雲散的都凝聚如石

所有堅實的都煙消雲散，所有神聖的都蒙受褻瀆，
人最終被迫清醒地面對他真實的生命處境，他與同類之間的關係。
——馬克思與恩格斯，《共產黨宣言》

遠居海外多年的「老大」回台探親，王醫師找了我們幾個當年前後屆的醫師作陪吃飯，挑了一間小巧精緻的日本料理店，讓主廚隨意幫我們調理手上最

鮮的食材。酒酣耳熱之際，我彷彿又回到當年的地下室，吞雲吐霧，聽前輩講古。那時候剛答應瓊如要出一本回憶散文，記錄一個年輕精神科醫師的成長。我想像的類型是成長小說，只是我想寫的是結構較為鬆散且非虛構性的成長故事。講是這麼講，但是對於要寫些什麼，我還沒有概念。那個台北街頭的春日晚上，我與聲昌揮手別過，各自搭上捷運回家。途中想到〈春夜宴桃李園序〉：夫天地者，萬物之逆旅。光陰者，百代之過客。而浮生若夢，為歡幾何？

回到家裡，開始寫〈初到地下室〉，趁著酒意還在，召喚出住院醫師第一天的時光。李白繼續在我背後低吟：「不有佳作，何伸雅懷？如詩不成，罰依金谷酒數。」我大抵是「詩不成」，剛剛宴席酒也喝了。所以就寫文吧。

最早想要寫文章紀念住院醫師時期的時光，是在我國外進修的時候。由於當時念社會學博士，跟精神醫療與我碩士念的醫學史並沒有直接相關，等於要從頭來過，從馬克思、涂爾幹、韋伯這些古典社會學三大家開始念起。那幾年我修社會學也修人類系的課程，埋首於書籍期刊之中，不眠不休。博士班開始三個月，母親就被診斷為卵巢癌第三期，需要手術與化療，我曾經一度想要放棄剛開始的學業，但她阻止了我。我因此在接下來的求學期間，不斷來回台灣與美國陪伴她，直到她走完人生的最後一里路。台美兩地來回，很耗時間也耗心力，我寫了三篇也就寫不下去。當時置放這些文章的文件夾叫作R2，意思就是第二年住院醫師。本來的想法是第一年住院醫師還在努力轉換從醫學生到臨床醫生的龐大差距，而第二年住院醫師則像是蛻變之後，真正長出自己手腳的那個階段。這次則是重新寫過，並不用當時的稿件。

時間的威力在於不管人間如何爭吵不休、文明如何輝煌頹敗，都依然無情地前行，這是馬克思與恩格斯所謂的「所有堅實的都煙消雲散」這種現代性情境。我今年五十歲，明年就要五十一歲，這件事情在現實上怎麼努力也不會更改。然而《追憶似水年華》裡面的童年回憶、《百年孤寂》開場句的敘事，都是文學家挑戰且改裝過去、現在、未來的單向線性推移關係。這些例子裡，未來傍著過去，而現在可以消融於時間之流，成為過去也可以是未來。文字可以摺疊、逆轉、並置著不同的時間。

因為曾經自己被這些作品、這些時光震撼感動過，我這本懷舊之作多少是想試著用文字召喚出那些煙消雲散的吉光片羽，讓它們都凝聚起來，堅如金石，讓文字的降靈會在心靈結構的地下室召喚出那些回憶。當回憶籠罩的範圍更大、持續更久、紋理更細密的時候，那些過去的人、過去的事、過去的物就會活回來重獲血肉，就像《可可夜總會》裡面的那些亡魂。只有不被記得了，才是真正的死去；若能持續地被記憶，那才是永遠的存活。就算我們最終被迫由地下室走到陽光普照的大地（借用柏拉圖的地穴譬喻），清醒地面對真實的生命處境、自己與同類之間的關係，體驗神聖被褻瀆的感傷，還可以保有一點幽暗的魂魄，用那些凝聚我們的生命靈光。

每個人都是精神官能症
一位精神科醫師的成長筆記

作　　者｜陳嘉新

副總編輯｜陳瓊如
校　　對｜魏秋綢
封面設計｜朱疋
內文排版｜宸遠彩藝工作室

發 行 人｜王榮文
出版發行｜遠流出版事業股份有限公司
地　　址｜104005台北市中山北路一段11號13樓
客服電話｜02-2571-0297
傳　　真｜02-2571-0197
郵　　撥｜0189456-1
著作權顧問｜蕭雄淋律師
初版一刷｜2024年06月01日
I S B N ｜978-626-361-694-3
定　　價｜新台幣380元

YLib.com 遠流博識網
http://www.ylib.com
Email: ylib@ylib.com

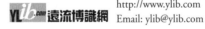

國家圖書館出版品預行編目(CIP)資料

每個人都是精神官能症：一位精神科醫師的成長筆記/陳嘉新著. -- 初版. -- 臺北市：遠流出版事業股份有限公司, 2024.06
面； 公分

ISBN 978-626-361-694-3(平裝)

1. CST: 精神官能症 2. CST: 精神疾病
3. CST: 通俗作品

415.99 113005835